U0142333

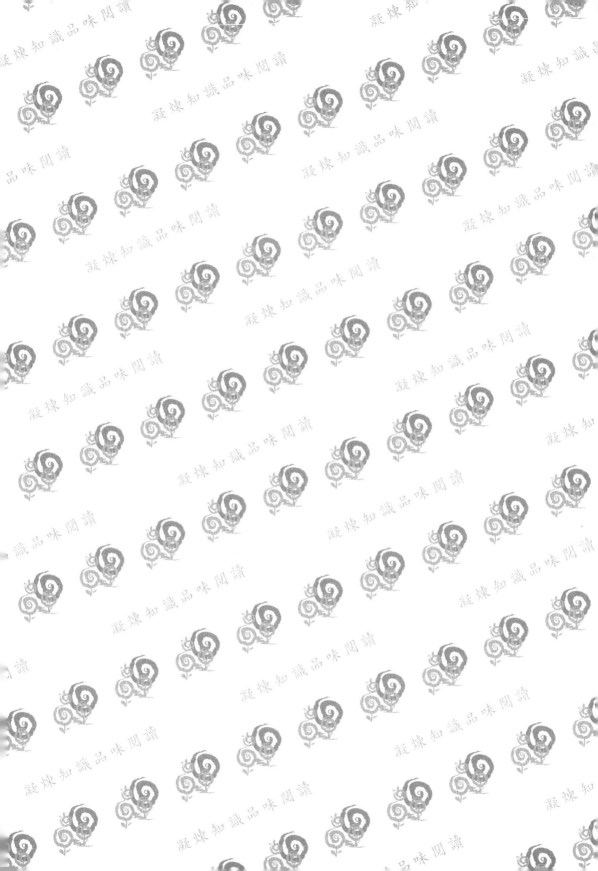

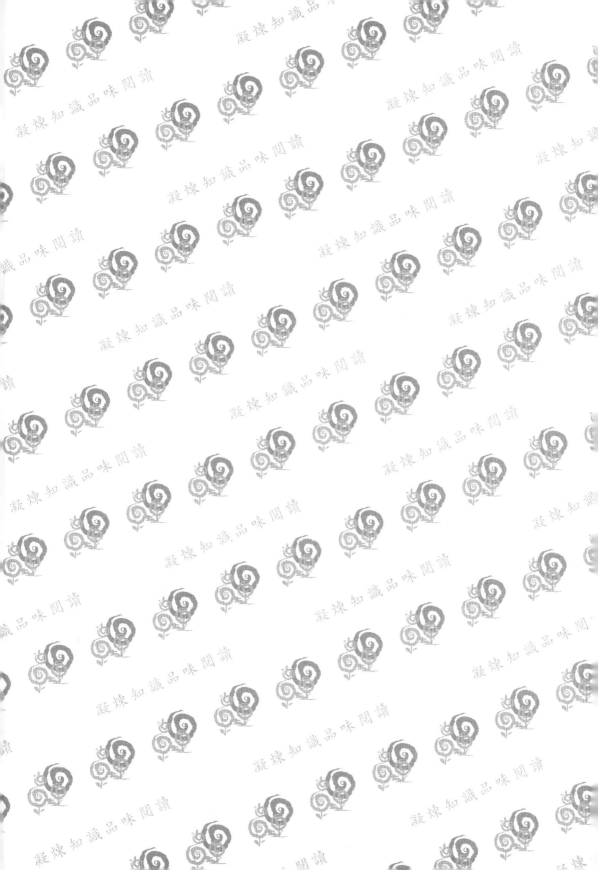

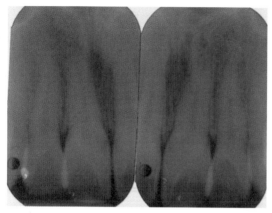

健康牙周
齒槽骨正常

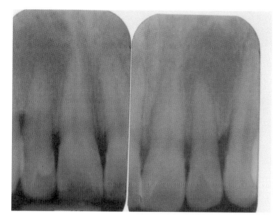

早期牙周炎
黑影顯示齒槽骨有些微的
程度受到破壞

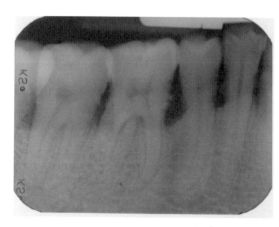

中等牙周炎
黑影顯示齒槽骨有 1/3 的
程度受到破壞

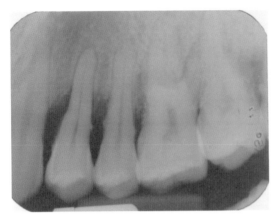

重度牙周炎
黑影顯示齒槽骨有 1/2~2/3
的程度受到破壞

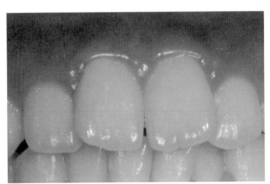

上顎門牙健康牙周

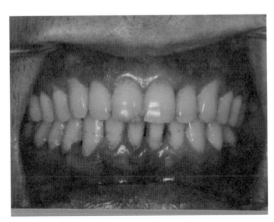

上顎門牙早期牙周炎

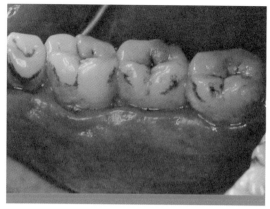

右下大臼齒中等牙周炎

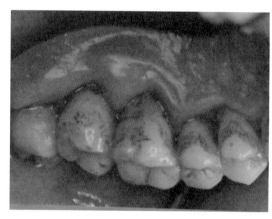

左上大臼齒重度牙周炎

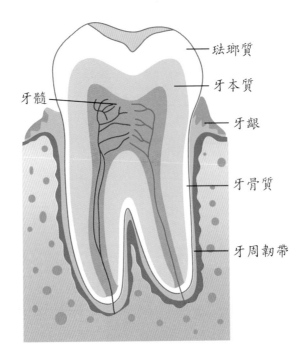

牙齒解剖圖 1

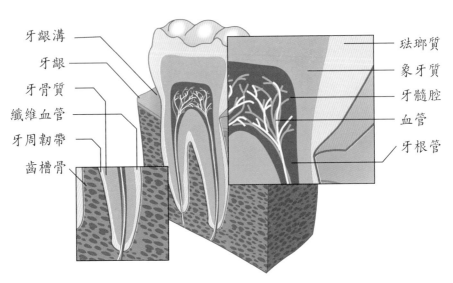

牙齒解剖圖 2

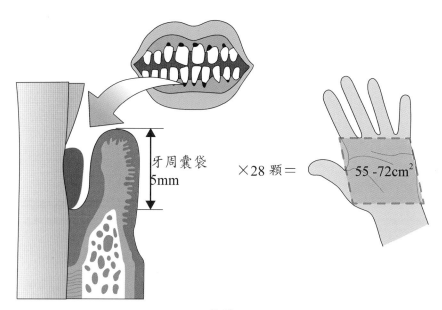

牙周囊袋 5mm

×28 顆＝ 55 -72cm²

P. 10

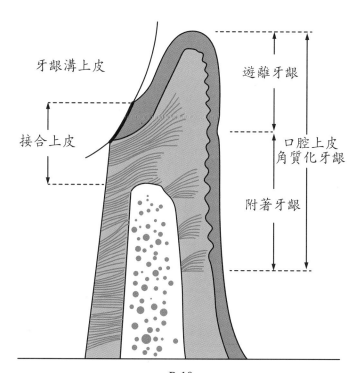

牙齦溝上皮

接合上皮

遊離牙齦

口腔上皮 角質化牙齦

附著牙齦

P. 10

牙齦炎

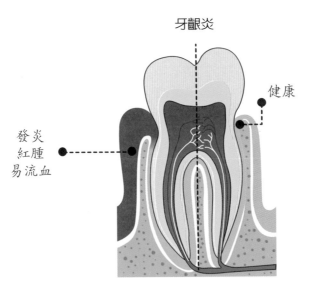

健康

發炎
紅腫
易流血

牙周病

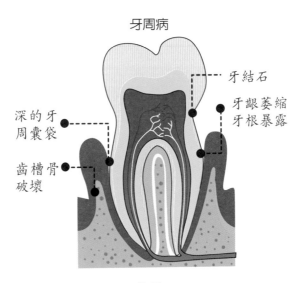

牙結石

牙齦萎縮
牙根暴露

深的牙
周囊袋

齒槽骨
破壞

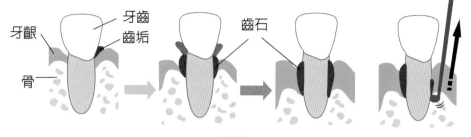

牙齦　牙齒　齒垢　骨　齒石

P. 12

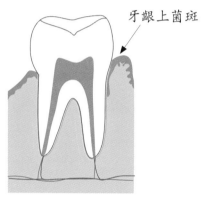

牙齦上菌斑

牙齦炎

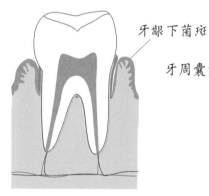

初期～中期牙周病

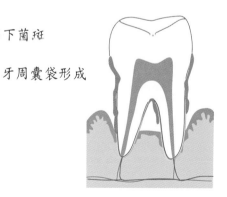

牙齦下菌斑

牙周囊袋形成

末期牙周病

P. 13

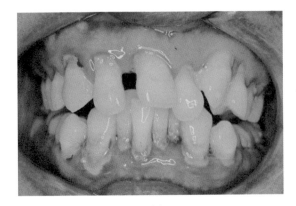

P. 14

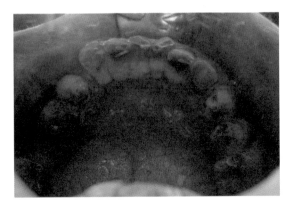

P. 14

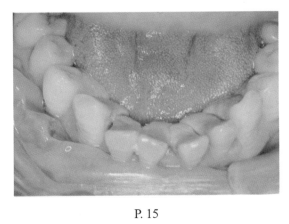

P. 15

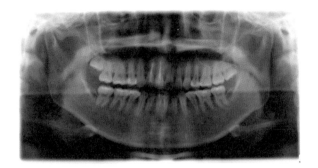

P. 16

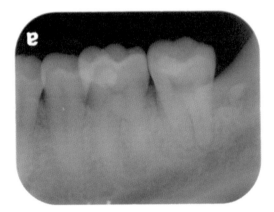

P. 16

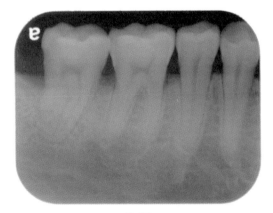

P. 17

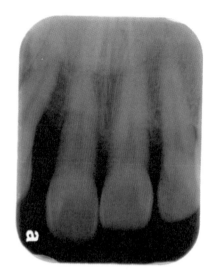

P. 17

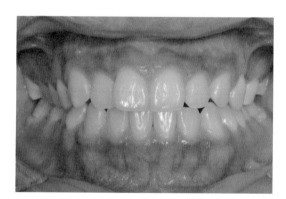

P. 18

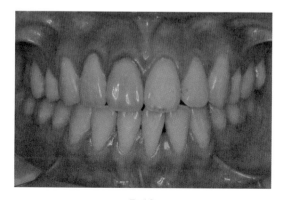

P. 18

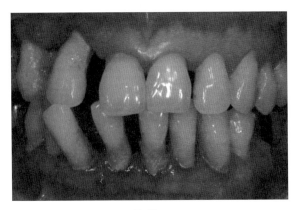

P. 20

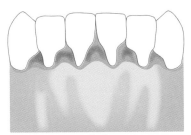

牙齦發炎
亮紅，腫脹。

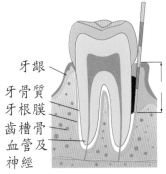

牙齦
牙骨質
牙根膜
齒槽骨
血管及
神經

牙周囊

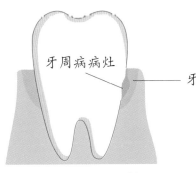

牙周病病灶

牙周囊袋

P. 21

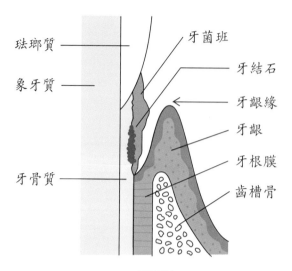

琺瑯質 ——

象牙質 ——

牙骨質 ——

牙菌班

牙結石

牙齦緣

牙齦

牙根膜

齒槽骨

牙周炎

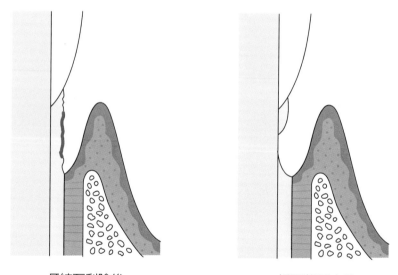

牙結石刮除後

根面整平之後

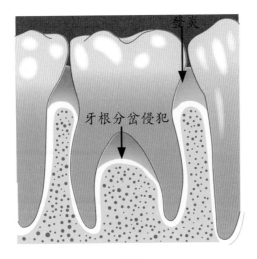

發炎

牙根分岔侵犯

P. 56

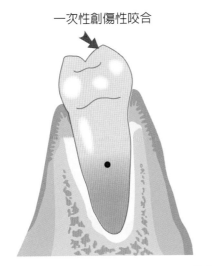

一次性創傷性咬合

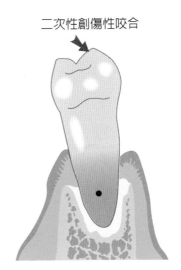

二次性創傷性咬合

P. 57

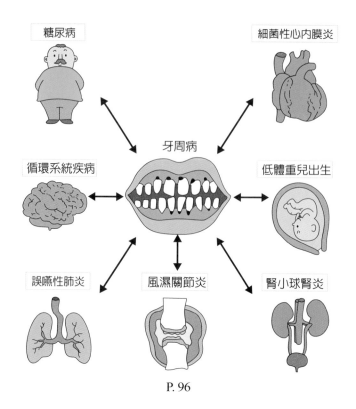

糖尿病

細菌性心內膜炎

循環系統疾病

牙周病

低體重兒出生

誤嚥性肺炎

風濕關節炎

腎小球腎炎

P. 96

牙周病的過程

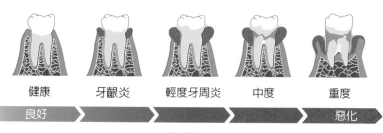

健康　　牙齦炎　　輕度牙周炎　　中度　　重度

良好 　　　　　　　　　　　　　　　　　惡化

P. 97

牙周病照護
Periodontitis

賴志毅 編著

資料提供者（依姓氏筆劃順序）

王敏瑩

　　1982年臺灣大學牙醫學系畢業

　　美國賓州大學口腔生物學碩士

　　臺灣大學臨床牙醫學研究所副教授

江俊斌

　　1977年臺灣大學牙醫學系畢業

　　美國哈佛大學口腔病理學博士

　　前臺灣大學牙醫專業學院教授兼院長

　　臺灣大學名譽教授（2017年～）

賴弘明

　　1977年臺北醫學院牙醫學系畢業

　　美國印地安納大學牙周病學碩士

　　美國牙周病專科醫師
　　（Diplomate, American Board of Periodontology）

　　臺灣大學預防醫學碩士

　　臺灣牙科健康照護協會理事長

韓序

　　賴志毅醫師是2001年臺大臨床牙醫學研究所畢業的口腔病理學碩士，畢業至今，不走「較易賺錢」的開業之路，卻立志從事更重要的健康促進工作，他一直所抱持的理念，就是「以專長融入興趣之中，持續不斷地努力以赴，（以寫作）創造獨特的風格」（括號中三字為筆者所加）。繼出版兩本（一本是專業用，另一本是給大眾讀的）從日文翻譯的口腔醫學專書之後再接再勵，他又基於他本有的學識，加上努力收集的資料（含文字與圖片），完成這一本《牙周病照護》，為一般大眾解說這一方興未艾、在醫界和口腔（牙）醫界雙方正成為顯學，益增其重要性的牙周病。我為其長期一心不亂地投向學問、衛教的熱情、毅力和努力所感動，又承其好意再邀我寫序，乃藉此機會，在下面淺論個人對「牙周病」尤其是「牙周炎」的 特殊觀點，並向讀者推薦本書，作為進一步認識牙周疾病、牙周病學與牙周病關聯醫學（賴醫師書中稱為「牙周醫學」）的重要參考資料之一。

　　筆者的專長是口腔顎面外科，我也是我國衛生福利部所公告的口腔醫學三大專科醫師之一的口腔顎面外科專科醫師（另外兩科為口腔病理科與齒顎矯正科），當然不是牙周病科專家，但我對牙周病學一直抱有不少個人自己的關心和想法：

　　一、牙周病學不只是口腔醫學中很重要的一門學問，對醫學系畢業的醫師來說，也是極值得去盡量瞭解的領域，因為牙周病不只會破壞口

腔的軟、硬組織，對人體的其他器官，如腦部、心臟血管、肺、胰臟、腎臟、骨骼、子宮（胎兒）的健康與否，也可能是相關的。

二、牙周病學中還有不少尚待解明的部分，尤其是有關其中的分類、病名方面，就以權威的美國牙周病醫學會（American Academy of Periodontology，AAP）自19世紀後半（1870）以來所提出的分類來看，至今已曾三翻四轉，目前所推的也是15年前（1999年）的「新版」，其中新分牙周疾病為八大類，這裡面又細分為約90個診斷病名，極盡繁瑣、複雜之能事。而即使從我這外行者看來，也仍有不盡完備之處。舉其一例，既有「慢性牙周炎」，卻獨缺「急性牙周炎」之病名，這在醫學（廣義，含口腔醫學）各領域中，可能係僅有的現象。何況在臨床上（包括健保用語），「急性牙周炎」並非是可以忽略不用的。這樣看來，牙周疾病的下一次（第五次）分類修訂版，將來似乎仍勢不可避免。這也是筆者提醒賴醫師，請他在他的書中重視，並好好說明牙周病分類的主要用意所在。

三、在AAP最新（1999）的牙周病八大分類中，有四大類病名是含有「牙周炎」字樣的，此即：1.慢性牙周炎，2.侵襲性牙周炎，3.系統性疾病表徵之一的牙周炎（Periodontitis as a manifestation of systemic diseases）和4.伴隨牙髓病變的牙周炎。其他未直接提及「牙周炎」的四類中，其中也有兩類，有部分是和牙周炎相關的，如「壞死潰瘍性牙周炎」（屬第五大類「壞死性牙周病」）和「牙周膿瘍」，（屬第六大類「牙周膿瘍」），但第六大類中另有「牙齦膿瘍」和「牙冠周圍膿瘍」，而後者卻屬口腔顎面外科常見疾病，且多先由冠周炎（pericoronitis）演變而來，但此病名卻不見列出。由上述種種，可見此第六大類內容「瑜不

掩瑕」，尚待進一步改訂。

　　論述至此，可知在八大分類之牙周疾病病名中，真正與「牙周炎」名稱無「直接」關聯的只有第一大類的「牙齦疾病」和第八大類的「發育或後天性異常和狀態」（Developmental or acquired deformities and conditions）而已。再從上面對「最新版」牙周疾病分類的評述亦可知，各種「牙周炎」的診斷，實佔有全部牙周疾病2/3～3/4左右的內容。事實上，在牙科醫師大家的臨床經驗中，「牙周炎」也常包括在絕大部分的診斷病名內。雖然如此，在很多場合，不要說一般民眾，就連牙科醫師（含牙周病專家）本身，也在應使用不同之「牙周炎」的病名時，卻只籠統地，僅以「牙周病」單一名詞隨便帶過。可見，「牙周病」這一名詞至今一向不無被濫用之嫌，也造成民眾的錯覺：以為「牙周病」就是牙科疾病中的「一種病」而已。這是藉著能為賴醫師寫序的機會，我最想向作者以及讀者們提醒與強調的。

韓良俊

國立臺灣大學名譽教授
臺灣檳榔防制暨口腔癌防治聯盟主席
臺灣醫界菸害防制聯盟理事
前臺大牙醫學系暨臺大醫院牙科部教授兼主任
行政院衛生署口腔醫學委員會第1-4屆主任委員

蔡序

　　牙周炎是人類最常見的感染性疾病之一，與全身有密切關係。牙周疾病也是口腔內最常見的疾病，危害牙周健康與口腔健康。近年來，牙周病學研究獲得長足發展，引起牙周病學界與整個醫學界的高度關注。在臺灣，將定期進行牙周的檢查和治療作爲保險付費的重要前題。當今雖然國民經濟增長的速度很快，但民眾對於牙周病，仍缺乏實際的認識。作爲牙周病學專業的教育者和從業者，普及與提供相關的專業知識與專業水平，賴醫師認爲責無旁貸，因此繼翻譯《牙周疾病預防醫學》專書後，再度撰寫此《牙周病照護》專書。

　　本書之理論聯繫相當實際，具嚴謹求實的精神，以介紹基本理論、基本概念、基礎知識和基本牙周病治療技術爲主，同時也適當編有牙周病學的最新發展，最新觀點和臨床的基本技術和方法。

　　作者也介紹了牙周病流行病學，也讓民眾了解牙周病防治發展的方向。牙周病病因方面考慮病因學的內容亦不少，對近來的發展亦適當地介紹。對牙周病微生物學，牙周病宿主的免疫反應和全身促進因素，牙周病的局部促進因素亦有介紹。本書也同時介紹牙周檢查紀錄表，以便病人與醫師在牙周檢查時記錄和復查。本書各章節均強調了〔危險因素的評估〕和〔病因的多因素分析〕，以期對牙周病患者與牙醫師對牙周病的預後進行合理的判斷並制定個性化的治療方案，以消除病因和預防牙周炎的復發。在牙周的基礎治療方面也介紹了超音波潔牙機和機械

式牙刮治器，使讀者知道超音波潔牙機與刮治器進行齒齦下刮治術的意義。

　　牙周病學及其分支學科牙周醫學是當今醫學中發展迅猛的專業學科，本書的讀者群設定爲一般大眾，同時限於篇幅，無法詳述有關牙周手術的內容。又本書採用的圖像和資訊多取自作者及由諸多牙周病學者專家所提供，這些寶貴的資料匯集了多人的智慧和精湛的技術，本人也對這些提供資料的同道們表示衷心的感謝。

蔡吉政

曾任：高雄醫學大學口腔醫學院院長

中華牙醫學會理事長

臺灣牙周病醫學會理事長

臺灣牙周補綴醫學會理事長

現任：中山醫學大學口腔醫學院講座教授

美國賓州大學牙醫學院客座教授

中國廣西醫科大學口腔醫學院客座教授

陳序

　　賴醫師是嘉義縣新港鄉福德村人，幼時因為其尊翁奉派赴越南指導電力工程，才有機會從高雄市轉學回新港就學，我們誼屬同年同學，不過是鄉內南北不同校而已。但是，他的家族本是新港的書香世家，很受鄉親尊重，賴醫師的成績雖非頂尖，但在節骨眼上，總是堅持自己的意見，結果往往是對的，這樣的人格特質，至今仍被他的小學同學所津津樂道。

　　賴醫師曾經遠赴日本廣島大學學習全口假牙，嗣後也通過日本牙醫師國家考試。可惜因家庭的因素中斷了留學的生涯，但是在日本，他卻學到了實事求是的精神。46歲時，考上臺灣大學口腔病理學研究所，走他最愛的病理學研究。碩士班畢業後至今，翻譯了兩本日文書，貢獻國人，近幾年，他一直走在健康促進的前端，不像一般牙醫師忙於開業賺錢，這是他一貫堅持的理念，然而，翻譯傳播最新最先進的知識，並不是時下容易賺錢的行業，也因此始終沒有人與他搶著作。此次，應五南出版社楊發行人邀請，編撰《牙周病照護》，我認為的確是最適合的人選。

　　初閱本書，讓我這位臺大小兒科訓練出身，已經在新港開業33年，二十七年前和鄉親共同組成新港文教基金會，1999年開始推動社區健康營造，以社區角度由下而上促進社區居民健康的小鎮醫師，深感佩服，原因是賴醫師認為牙周病不僅是侷限在口腔內，更是影響全身的重大疾

病，包括動脈硬化性心臟病、腦血管梗塞、糖尿病、慢性支氣管炎、早產症、骨質疏鬆症等等，都可找到和牙周病的確切因果關係，因此，近幾年改用「牙周醫學」定義之，屬生活型態產生的慢性病，也是社區健康營造重要的課題。

賴醫師令人敬佩的是，他不像時下牙醫師在診所等病人上門，然後「鑽洞、充填、收帳」（Drill, Fill, Bill），卻走到疾病的源頭，強調口腔衛生是全身健康的基礎，這本書正是賴醫師從口腔感染，牙周醫學，再生醫學再到健康促進，為普羅大眾寫的一本健康促進的書，預防的不僅牙周病，更超越牙科領域，進到全身健康保健；賴醫師深入淺出，圖文並茂，沒有艱澀的醫學理論，只有淺顯易懂的實例說明，在眾多的醫學專書當中，其實是現代人家庭促進健康必備的參考書籍。

本人多年來在新港推動社區健康營造，考慮的是社區整體的健康，如何減少健康風險？如何發現社區健康議題？及早介入，以促進人整體的健康，本書是我這種社區醫師非常重要的參考，也推薦給大家，盼望對您的健康有所助益。

小兒科醫師　陳錦煌
新港文教基金會董事長

二版序

　　本書上梓歷經五年，終於有改版的機會。深深感謝五南公司鼎力支持。第二版，有關於牙周病研究基礎牙醫學部份全面改寫。由於植牙治療日趨普及化，也適時介紹牙科植體發明創新者：一位瑞典解剖學教授的小傳。增加了2017年由美國及歐洲的專家共同擬定的牙周病新分類；牙周醫學的研究日新月異，內科系各分科都開始重視牙周病，始終成為熱門話題。國人十大死因的前五名心臟血管疾病、腦血管疾病、惡性腫瘤、糖尿病及肺炎均與牙周病有關連，適時說明了維護口腔衛生的重要性與必要性。國外的研究有強調OBT Health，即口腔健康（Oral Health）是腦部健康（Brain Health）的基礎，腦部健康是全身健康（Total Health）的基石。

　　而對層出不窮的牙周疾病，不僅需要由牙科專業人員提供適當的醫療照顧，更重要的是加強一般民眾對牙周病的認知，克服慢性疾病（鴨井教授私信），瞭解牙周病舉足輕重的角色，還需要媒體正確地報導，多管齊下，努力創造出健康的環境，以享受健康的生活。

　　本版也納入了老年口腔醫學以及口腔放射線學之最新發展。此兩科都屬於晚近發展出來的分科，國內均有專門的學會以及專科醫師，也與外國相關的學會締結為姊妹會，尤其是老年口腔醫學會與日本老年齒科醫學會之關係非淺，日本會的現任理事長由同門（廣島大學齒科補綴一）出身的佐藤教授（昭和大學高齡者齒科學）擔任，他代表該學會頻

繁地來台講學，落實締結姊妹會之意義；此外，本版也試圖強調口腔放射線學的現況，口腔放射線學已經逐漸發展成為一個成熟的學科，再加上實際利用者眾，業務繁忙。此外診斷儀器的昂貴化，高價化，急需次一代的牙醫師投入此一新領域。總之，期望帶給讀者全方位的最新的口腔保健知識。

國內的牙醫學發展迄今，歷史算是比較短，早年牙醫師極度缺乏。至今，學童的齲齒率及一般民眾的牙周病罹患率，還是居諸東南亞各國之冠。學術的研發能力嚴重缺乏。國內的診所幾乎都很輕易地掛上植牙「中心」、審美牙科「中心」，比較美國德州休士頓市，全市只有六名審美牙科專科醫師，顯然我們的定義未經認證而恣意妄為，牙科市招未經管理之弊害無窮。更顯現整體國民對自身健康的認識有待加強，期盼本書能略盡參考之力，對讀者諸君的健康有所助益。

著者

仙跡岩下

2020年

自序

從口腔感染、牙周醫學、再生醫學到健康促進

從分子生物學到社會醫學的探討

牙周病不僅是口腔的疾病，而且是影響全身的重大疾病

在植牙盛行成災的時代，缺少正規的牙周病治療，很可能造成未知的預後

良好的口腔衛生是全身健康的基礎

　　本書《牙周病照護》的讀者對象設定為老少咸宜之一般大眾，希望以輕鬆的筆調、容易了解、客觀且科學地以最少限之文字或圖片敘述必須知道的牙周病學之常識，避免艱深難懂的文章。本書只敘述到牙周外科手術以前的診斷、處置及預防為止，幾乎可以包含九成以上的病例。屬於艱難的牙周外科不僅所占比重不多，而且需要牙周病專科醫師執行的手術，不屬於本書敘述的重點。

　　2008年，翻譯了日文《牙周疾病預防醫學（Preventive Periodontology）》一書（出版前後歷經4年，2011年9月10日發行），也開始專注於牙周疾病這個領域，這也是口腔病理學的一大分支。牙周病主要是源自牙周病原菌所引起的慢性感染症，也因此有唾液就可能有牙周病，大致上35歲以上的成年人逐漸成為罹患牙周病的高危險群，甚至於突然迅速進行，爾後終身持續有程度不一的牙周病。因此口腔微生物學與感染症亦為重點學科之一。除此之外，牙周病的病因也包括環境、宿主及咬合

等諸多因素。然而牙周病是不痛不癢的沉默疾病，更容易引起大眾的疏忽，而且國人尚無家庭牙醫師的觀念，等到延醫求診通常已經是相當嚴重的程度。牙周病已經是名列第六位生活習慣病（成人病），與其他重大的內科疾病並列，確實值得國人重視。牙周病名列難治的疾病之一，最重要的是要切身認知‧體會牙菌斑是治療困難的標的，治療牙周病有待正確且仔細地使用牙間刷並勵行使用牙間刷，牙線與刷牙（良好的生活習慣）以及適當地求診（良好的就醫行為），兩者缺一不可。有感於國內有關於牙周病的相關知識及說帖並不是非常眾多。深知預防的必要性，預防首重於認知，乃不揣鄙陋著手寫成單行本，試圖提高一般大眾對牙周疾病的了解。

　　牙周病的治療從檢查，診斷，治療以至於衛生教育，「牙周病診斷與治療方針」均已建立各種制式方法。牙周病治療包括基本治療、手術治療、維護治療及復建治療等，從日常最基本的牙菌斑控制、牙結石刮除術、根面整平術以至於鑽研日深、越來越察覺牙周病之特殊性與深奧，甚至於在諸先進國家，牙周病科均已經獨立為一臨床專科。因此完整的牙周病療程應該是非常細膩而精緻地，且其重點不僅止於治療的品質而且更重視治療後的維護與教育指導。手術治療的基準在於患者是否能夠按時接受維護治療而定的。理想的牙周病治療應該是病患與醫師共同合作，分別負80%與20%的責任，病患本人還是要負相當大的責任，醫師只不過是扮演幫忙者的角色而已。經過牙周病治療之後，「病狀安定」並非治療的結束而是必須持續加以注意，牙周病復發的機率幾乎是100%。這也是一般大眾經常忽略的重點。如糖尿病一樣，需要確實做好疾病管理，但牙周病的疾病管理猶待努力認知與實行。牙周病治療強調

良好刷牙習慣與有效地利用牙醫診所，兩者同等重要。現況，屬於復建治療的牙科補綴似乎還是醫療的重心，因此也約略提及以供參考。治療牙周病就是最好的預防，這是必須再三強調的，養成為了維持健康，每年接受牙醫師診療的好習慣。

近年來，「牙周醫學」出現，諸全身重大疾病如動脈硬化性心臟病、心肌梗塞、腦梗塞、支氣管炎・肺炎、糖尿病、骨質疏鬆症、早產・低體重新生兒等與牙周病的關係皆已經確立。良好的口腔衛生是全身健康的基礎得到證實，適當的口腔衛生足以防止日後嚴重疾病的重大醫療支出。另一方面，口腔同時也是執行咀嚼、會話、美觀等各式各樣的社會功能，贏得自信的最重要部位之一。大眾的健康意識應該適時改變與改善，以達成更健康更愉快的高品質生活。最重要的是了解維持口腔衛生及良好的咀嚼對全身的健康具有重大的意義。努力保持明眸皓齒，未來的「健康管理」有可能取代現在牙科主流的「鑽洞、充填、收帳」（Drill, Fill, Bill）。預防牙周病需要確實作到「認知與實行」，按時治療牙周病就是最好的預防。醫學雖然有醫牙之分（牙醫學可以說是彌補醫學的不足），但是總體的目標是一致的，那就是醫療不只是治癒疾病，最重要的還是強調身心靈之全人的照顧，提高生活品質。最近醫療倫理一直強調了這一點，而且佔了頗大的比例。此外，分子醫學時代的來臨，牙周病學科首當其衝，基因治療正應運而生。

最後，謹謝謝五南出版社楊發行人熱情邀稿；日本齒科大學名譽教授鴨井久一先生（2013年秋季以牙周病學教育功勞獲日本天皇頒贈瑞寶中綬章），不斷地提供新知與激勵，當彼端傳來Congratulations！也鼓舞著我在既有基礎之上持續地努力以赴；國立臺灣大學牙醫專業學院名譽

教授韓良俊醫師建議強調牙周病的分類；高雄醫學大學口腔醫學院創院院長、臺灣牙周病醫學會理事長（1995~1997）蔡吉政講座教授；新港文教基金會董事長陳錦煌醫師等審稿並賜序。畏友臺灣牙科健康照護協會創會會長賴弘明醫師（本土具有美國牙周病專科醫師 Diplomate, ABP 資格者）熱心提供貴重照片；國立臺灣大學牙醫專業學院教授兼院長江俊斌醫師、牙周病科王敏瑩副教授更是大力支援大部分的臨床照片及放射線照片等，一併致謝。

　　筆者才疏學淺，果敢撰寫此書，不善之處在所難免，還盼諸賢達先進不吝指正，期盼能更精進一層對國人口腔健康略盡棉薄之力，是所至盼。

賴志毅
甲午年末
眺望景美國中之林陰

＊本書所提供之資訊，僅只於著者的觀點。並不能完全取代醫師之臨床診斷、治療及醫師與病患之間的信賴關係。

牙周病學臨床圖片集

以下10張圖片皆由賴弘明醫師提供

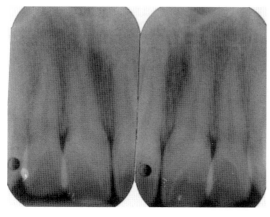

健康牙周

齒槽骨正常

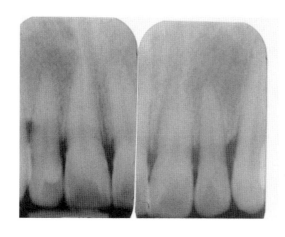

早期牙周炎

黑影顯示齒槽骨有些微的
程度受到破壞

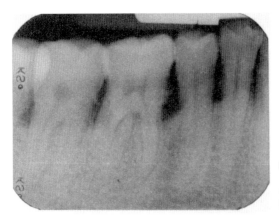

中等牙周炎
黑影顯示齒槽骨有 1/3 的
程度受到破壞

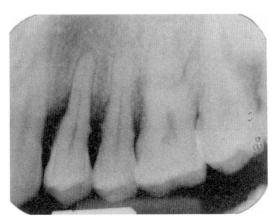

重度牙周炎
黑影顯示齒槽骨有 1/2~2/3
的程度受到破壞

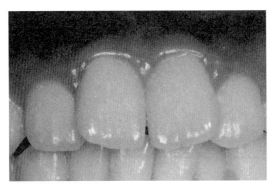

上顎門牙健康牙周

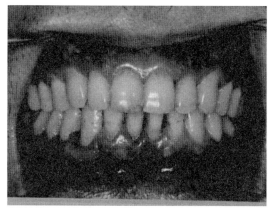

上顎門牙早期牙周炎

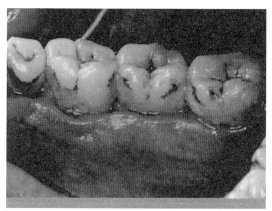

右下大臼齒中等牙周炎

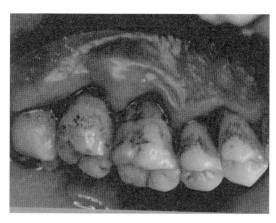

左上大臼齒重度牙周炎

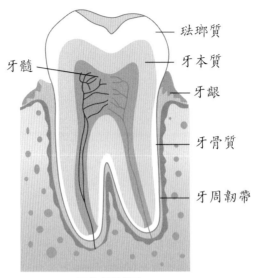

牙髓

琺瑯質

牙本質

牙齦

牙骨質

牙周韌帶

牙齒解剖圖 1

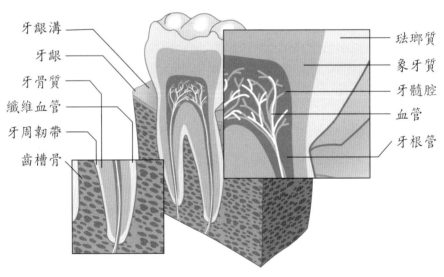

牙齦溝

牙齦

牙骨質

纖維血管

牙周韌帶

齒槽骨

琺瑯質

象牙質

牙髓腔

血管

牙根管

牙齒解剖圖 2

牙周病學研究

　　牙周病學兼具基礎牙醫學與臨床牙醫學的特徵。基礎牙醫學又稱爲口腔生物學 Oral Biology，又逐步改爲口腔生物醫學（Oral Biomedicine）。與牙周病學有關的研究，大致如以下所列：

基礎牙醫學

1. 口腔解剖學。研究牙周組織的形態。近來有利用超音波，電腦斷層及核磁共振等等來研究牙周的構造。嶄新的 3D 攝影（CBCT），更是目前牙醫最熱門的利器與話題。

   骨的研究一向是形態系解剖學研究的主流，有關於骨的強度，不僅包括骨量而且包括骨質。尤其在植牙盛行的時代，完全掌握骨的強度，絕對是居於關鍵的角色。這好比像一般蓋房子之前必先了解，地基的量與質，完全一樣。

2. 口腔生理學。研究牙周組織的功能。尤其是機械應力對牙周韌帶的影響，更是熱門的植牙與牙科矯正等，造成牙齒移動所不可或缺的基礎知識。

3. 口腔微生物學。研究口腔微生物學引起牙周病的致病機轉。爲什麼微生物會造成牙周病的發生？要如何有效地預防牙周病？更近一步，研究口腔微生物爲什麼會造成全身的疾病？

4. 口腔病理學。研究牙周病的病灶包括牙齦與齒槽骨，建立並解讀其模式，充分了解兩者的病態型態是不可或缺的。譬如病態的牙齦爲什麼會流血？爲什麼會造成骨破壞？

5. 口腔生化學。專注於找出口腔微生物的分子基因，完全是分子生物學實驗室的操作。

6. 牙醫藥理學。研究治療牙周病的藥物。

7. 牙科器材學。日名齒科理工學兼具理學（物理、化學、生物學）與工學（高分子化合物、金屬學）等等。專注於研究什麼材料適合於植牙？是否有抗菌作用？

　　美國 UCLA 牙醫學院創立之際，曾邀請日本大阪大學河村洋二郎先生（現代口腔生理學之父）當顧問，擬倣效大阪大學，設計基礎牙醫學 8 講座制。到最後還是採取口腔生物醫學的編制，意謂人材可以有更大的彈性作基礎牙醫學研究。

　　例如：有關於高次腦功能（Higher Brain Function），國內通稱爲神經科學，在牙科的領域有舉足輕重的地位，包括口腔解剖學、口腔生理學、齒科藥理學等，此三者可以混合通用，可惜國內各牙醫學系竟然從缺；牙周病學的研究更牽涉到基礎牙醫學之諸領域。所以說牙醫學教育與研究是相當昂貴的投資，國內受限於低廉的學雜費，根本無從發展。

臨床牙醫學

1 牙周病學：牙周病診療、研究、發展。又細分爲臨床研究或基礎研究。

2 預防牙醫學：口臭治療及牙周病的長期管理。

3 牙體復形學・牙髓病學：與牙周病學共同構成牙科保存學。互爲姊妹科系。

4 牙科補綴學：固定假牙、活動義齒與牙周病學互爲一體的兩面。

5 牙科矯正學：牙齒矯正期間的牙周健康之管理。

6 兒童牙醫學：兒童牙周病的診斷及治療。

7 齒科放射線學：影像醫學診斷（有時常見根尖小片、環口攝影大片、3D攝影），需要專科醫師判讀。

8 口腔衛生學：屬於牙醫學的公共衛生諸領域

9 光電醫學：光學診斷法；光動力療法；目前應用於處理牙周病菌（光殺
菌）（尖端科技）。

臨床醫學

1 內科學：心臟血管內科、新陳代謝科、腎臟科、眼科、神經內科。

2 外科學：心臟血管外科。

3 婦產科學：婦科學、產科學。

公共衛生學

1 流行病學、生物統計。

2 健康政策與管理：健康教育、健康促進、求醫行為。

牙醫學與醫學的異同性

　　牙醫學由醫學系的齒科口腔外科分出而獨立成為一個學院，牙醫學在
彌補醫學的不足。醫學的本質在維護生命交關的大事，而牙醫學卻在提高
生活品質，牙醫治療充滿著無限的可能性（Unlimited possibility）。

　　目前的趨勢，牙醫學逐漸回到醫學系的思維成為醫學系的牙醫學科
（Medical Dentistry or Medical Stomatology）。牙醫師也逐漸由口腔外科醫
師轉變成口腔內科醫師（Oral Physician）。強調整體的診斷及公共衛生思
維更勝於單純的技術。

診治牙周病所可能產生的臨床路徑

正常	牙齦炎／牙周炎	牙周復健	牙周維護
健康檢查・診斷（生化學、細菌學、放射線學）健康教育健康促進（個人、專業、公共衛生層次之照顧）	例行牙周基本治療（SC/RP）拆除不良的修復物（修正治療）抗生素治療益生菌治療咬合治療咬牙癖治療雷射或光動力治療改善生活習慣改善飲食習慣替代醫學？	牙周外科手術再生醫學療法牙周修復（植牙手術、全口重建）牙周矯正	牙周維護

1. 牙周病學的發展，不僅是消極地治療牙周病患者，而且是更積極地照顧一般健康的群體。強調咀嚼功能及發音功能，以提高生活品質為目標。

2. 現代的牙醫治療是始於牙周基本治療，其中包括各分科的綜合治療，而終於牙周維護。

3. 很明顯地看出牙周病治療是以綜合性外科治療為主。替代醫學只不過是其中一小部分而已。

4. 牙科治療的特徵：例如日本的情況，大致每位醫師都是根據本人所屬的臨床科。取得醫師執照後（留在大學醫院至少 5 年的訓練與學習）盡力發揮。其他則與一般牙醫師一樣，幾乎完全沒有差別。例如：補綴科醫師作活動義齒，一定慎重其事地做好義齒床的延伸。這種看不見的品質，比熙熙攘攘地市招更加實際。

【用語集】

1. 牙周病：牙齦炎與牙周炎的總稱。一般總稱爲牙周病。

2. 牙　垢：口腔內細菌的團塊是牙周病的主要原因。也稱爲牙菌斑或生物薄膜。牙菌斑是治療困難的標的。

3. 牙結石：牙菌斑堆積，在 24 小時之內逐漸鈣化形成牙結石。附著於牙齒表面爲白色，附著於牙根部爲黑色、粗糙的表面是形成牙周病的主要原因。因爲牙結石容易附著於牙齒表面。不僅是牙周病的直接原因，成爲口腔內環境惡化的要素。

【重點】

1. 牙齦炎：只限於牙齦部分的輕度發炎狀態。常見於青少年時期。革蘭氏陽性菌感染。通常是可逆性。

   症狀

   • 牙齦變紅、腫脹。可能有化膿現象。

   • 最引人注意的是牙結石。

   • 有口臭。

   • 刷牙時出血（或牙刷沾有血跡）。

   • 感覺牙齒浮上及牙齦汙染（實際上，牙齦邊緣常常受白血球浸泡）。

   邊緣性牙齦炎是所有修復物（假牙）最大的挑戰，要保持健康的牙齦，提高修復物的耐久性，必須維持每 3 個月，接受潔牙處置壹次。在日本，此工作由專屬的牙科衛生士負責。在沒有牙科衛生士協助的情況下，牙科醫師也有忙不過來的感覺。

2. 牙周炎：常見於青少年時期以後。革蘭氏陰性菌感染。與牙齦炎是不同的疾病。通常是不可逆性。

發炎情況擴大超過牙齦溝底部，支持牙齒的骨頭及韌帶的組織受到破壞的狀態（有輕度、中度、重度之區別），有牙齦炎的症狀。

- 時常排膿、口中變成苦苦的感覺（口臭也更嚴重）。
- 牙齒晃動（咬東西變成困難地）。
- 咬合性外傷。
- 咬東西時牙齒（牙根尖端、深處）疼痛。
- 重症化的結果、牙齒搖晃甚至掉落。

國內的健保幾乎只提供最基本的牙結石刮除術而已。而且幾乎都是在匆忙之間完成。由於對牙周病認定的標準無法取得一致，稍微更進一步的牙周病治療往往需要自費。尤其牙周病藥物治療，依然被排除於健保給付之外。

3. 專業性機械式牙齒表面清潔 PMTC（Professional Mechanical Tooth Cleaning）本書通稱「潔牙」（非國內健保給付項目）。

4. 牙結石刮除術及根面整平術 SC/RP（Scaling and Root Planing）。此術乃是每日臨床最基本的工作，有時亦稱爲非外科性牙周病治療。

5. RT-PCR 法 反轉錄 PCR（reverse transcription-PCR，RT-PCR）RT-PCR 廣泛應用於遺傳病的診斷，並且可以用於定量監測某種 RNA（核糖核酸）的含量。

本書的目標：

1. 說明牙周病是治療困難的疾病，提供正確的牙周病學之最新知識及創見。以保存牙齒爲目標，避免不必要地拔牙。以身體、心理及社會均安適的健康管理爲手段，達到健康促進的目標。

2. 強調牙周病是慢性細菌性感染疾病。確實地「檢查」牙周組織，明

記「牙菌斑」、「牙周囊袋」以及「齒槽骨狀態」，建立「診斷」
與合乎科學方法的「處置」。

3. 養成良好潔牙習慣，定期性、適當地接受牙周治療。潔牙與治療並
列為預防牙周病最有效之手段。

4. 強調「牙周醫學（牙周病與全身疾病的相互影響）」的重要性。

5. 牙周治療後，終身持續地保持關注與自我照顧，乃牙周治療成功最
重要的關鍵。

　　口腔疾病是相當複雜的。最適當的治療包括預防牙科、牙周病治療、
矯正治療、咬合治療、假牙義齒、審美牙科等各種治療，綜合的治療計畫
變成必要。由於綜合牙科治療，創造出「可以享受美味地進食」之環境。
往昔的分科（保存「復形、根管、牙周」、補綴「假牙、義齒」、口腔外
科、齒科麻醉、矯正、齒科放射線等等）可能要完全顛覆，而改以融會貫
通整體牙醫學識而作出廣泛的全面治療（Comprehensive treatment）。

牙周治療成功的關鍵

病患的瞭解與合作

　　每 3 個月回診一次，至多不超過 6 個月回診一次，每次均必須
PMTC。強調牙周衛生教育的必要性。

1. 牙周治療的選擇

a. 牙周病專科醫師（Periodontology specialist）

b. 牙周病科住院醫師（Periodontology TRAINEE）（5 年全職）

c. 牙科衛生師（RDH，Registred Dental Hygienist）（國內尚未開放）

d. 一般牙醫師（General dentist）

2. 牙周檢查

35 歲以後，宜每年至少作一次口腔檢查，短則 3 ～ 4 個月就診一次，起碼每一年作一次刮除牙結石或兩年作一次根面整平術。

3. 牙周囊袋

每一顆牙齒一定要求 4 ～ 6 個測量點，4×28 或 6×28，不可遺落，每一次初診檢查，往往需要仔細地測量 100 ～ 150 個位置。目前有兩種電腦軟體（www.opchart.com 及 www.previser.com），檢查時間可以縮短爲 5 分鐘左右。

4. 治療牙周囊袋

必須做 SC/RP，一定要作根面整平術，至少每兩年一定要重複做一次。治療費用理論上，健保可給付。實際上，宜事先與醫師商量。國人常見的弊病以爲根面整平術做一次，就一勞永逸了。

5. 牙結石括除與根面整平術

細膩而費時。牙周治療 4 小時以後，新的齲齒菌開始重新堆積於牙齡表面上。6 小時以後，新的牙周病原菌開始重新堆積於牙齒表面上。

6. 衛生教育、牙周維護與牙周治療。

各占 50% 的份量。

本書強調「維護牙齒與口腔健康的知識」、「定期的預防管理」。

淺談 8020 運動

由日本厚生省與日本齒科醫師會，共同推動的活動。根據以往所做的牙科疾病之實況調查，所推出來的一項運動。其意義在於 80 歲時，還擁有 20 顆自然牙齒，以維持最基本的咀嚼之所需。日本從幼兒時期，即重視牙齒，牙科檢診（只做檢查不做治療）次數頻繁。

植牙的發明者傳略

　　Brånemark 教授的職業生涯長達半個世紀。他發現鈦是一種外源材料，可以融合到骨骼中，這一發現使他改變了現代牙科技術。他稱該過程為「使骨與材料表面直接接觸而進行的修復」，即「骨整合」，使無牙患者能夠接受顎骨支撐的植入物，具有再次咀嚼的能力，並重新樹立了社會信心。Brånemark 教授和他的研究人員也改變了現代的重建手術。微循環及其對機械刺激和炎性刺激的反應的基礎研究，使得結合骨整合治療組織的新原理得以應用於許多不同的醫學領域，如內臟顱骨（面部骨骼）的研究。

　　Brånemark 教授獲得了隆德大學的醫學學位，獲得了執照，並於 1959 年從解剖學系獲得博士學位。他的論文基於他發現的新的活體內顯微鏡方法，探索了骨骼和骨髓中的微循環。1960 年代初，他被任命為哥德堡大學副教授（後來成為教授），並一直留在那裡直到 1994 年退休。多年來，他的實驗研究實驗室吸引了大批醫學和牙科學生。他啟發並指導了 40 多位博士生。多虧他建立了廣泛的國際網絡，許多外國博士生和來訪的研究人員在大學裡待了幾個月或幾年。他們經常成為終身朋友，以及從基礎科學到臨床研究等項目的寶貴合作者和主管。他在促進跨學科研究方面最重要的合作夥伴之一是其他領域的研究人員，包括技術學院。Brånemark 教授的許多同事後來成為國際領先的研究人員和臨床醫生。最終，骨整合的研究，臨床開發和工業應用加速了世界範圍的發展。

　　儘管整個學術機構都遭到了最初的反對，而起初僅取得了微薄的工業成就，但在 1982 年的多倫多會議上卻提出了 Brånemark 教授的開創性研究和臨床成果。毫無疑問，牙科植入物將在這裡留下來。Nobel Biocare 的前身 Nobelpharama 的進一步發展為數百萬患者帶來了植入物的好處。瑞典的發現還催生了圍繞醫療設備的嶄新產業。哥德堡大學仍然是骨整合研

究的全球領導者。包括 Integrum，AstraTech / DentsPly，Cochlear 和 Oticon 在內的許多公司已將其研發部門設在瑞典西部，

　　Brånemark 教授作爲研究人員，有遠見的創新者所做的貢獻不可低估。他獲得了全球 29 所大學的榮譽博士學位。他於 1992 年獲得瑞典醫學會的 Soderberg 獎，1993 年因其功績獲得哥德堡徽章，1997 年獲得皇家技術學院大獎，2009 年獲得西瑞典工商業聯合會第一等功勳章以及 2011 年歐洲發明家終身成就獎。

目錄

第一章 ｜ 牙周病是什麼樣的疾病？ *1*

　　　　1-1　牙周病常見的症狀　　　　　　　　4

　　　　1-2　牙周病流行病學　　　　　　　　　5

　　　　1-3　牙周病進行的部位特異性　　　　　8

　　　　1-4　牙周病的進行　　　　　　　　　　8

　　　　1-5　牙周病的解說（配合相片及 X光片）　12

　　　　1-6　引起牙周病的原因　　　　　　　　14

　　　　1-7　牙周病的進行過程（放射線學變化）　16

　　　　1-8　牙周病的進行過程（臨床變化）　　18

　　　　1-9　牙齦炎、牙周炎與牙周囊袋　　　　21

　　　　1-10　牙周囊袋的測量　　　　　　　　　23

　　　　1-11　牙周病與口臭　　　　　　　　　　24

　　　　1-12　牙周病的病因　　　　　　　　　　24

　　　　1-13　牙周病是生活習慣病　　　　　　　26

第二章 ｜ 牙周病預防 *31*

　　　　2-1　牙科醫療是團隊工作　　　　　　　31

　　　　2-2　牙周病預防首重口腔清潔　　　　　32

　　　　2-3　牙菌斑是治療困難的目標　　　　　32

2-4　牙結石的形成　　　　　　　　　　　　　　37

2-5　牙周病預防策略　　　　　　　　　　　　　38

2-6　專業性機械式牙齒表面清潔PMTC　　　　　38

2-7　牙結石刮除術及根面整平術　　　　　　　　42

2-8　大臼齒的牙周病　　　　　　　　　　　　　45

2-9　為什麼牙周病是難治疾病？　　　　　　　　45

2-10　本土牙周病照護的挑戰　　　　　　　　　46

2-11　勵行口腔衛生之要點　　　　　　　　　　48

2-12　嶄新的基因體醫學　　　　　　　　　　　48

專欄：牙醫學在臺灣本土的發展　　　　　　　　48

專欄：牙周病專科醫師　　　　　　　　　　　　50

第三章　│　牙周病分類　　　　　　　　　　　　53

3-1　牙周病分類的意義　　　　　　　　　　　　53

3-2　牙齦疾病　　　　　　　　　　　　　　　　55

3-3　牙周疾病　　　　　　　　　　　　　　　　55

專欄：急性壞死性潰瘍性牙齦炎　　　　　　　　57

專欄：新牙周病分類　　　　　　　　　　　　　59

第四章　│　牙周病治療　　　　　　　　　　　　61

4-1　牙周病檢查　　　　　　　　　　　　　　　61

4-2　牙周病診斷　　　　　　　　　　　　　　　62

4-3　牙醫治療應以預防牙科為起始點　63

4-4　預防牙周病的最佳方法就是治療　64

4-5　傳統的牙周病治療　64

4-6　最新的牙周病治療～牙周內科治療　67

4-7　牙周病與藥物療法　67

4-8　整合牙周病學　69

4-9　細菌療法（2011年6月發表）　70

4-10　牙周病也有疫苗嗎？　71

4-11　牙周維護　71

4-12　牙周復健　72

4-13　牙周病問與答　74

4-14　牙醫行政的必要性與急迫性　77

4-15　總結：牙周病治療　77

專欄：老人口腔醫學　81

專欄：抗衰老牙醫學　82

專欄：牙周病與雷射（光電醫學）　83

專欄：口腔微生物學與牙周病學　84

專欄：洗牙與成本效益分析及成本效率分析　85

專欄：唾液診斷學　85

專欄：牙周病治療的最新發展　86

第五章　保持口腔衛生 ················· 87

5-1　預防對策～潔牙　87

5-2　刷牙的死角　88

5-3　牙刷的選擇　88

5-4　牙膏的選擇　92

5-5　漱口水（合併於牙周藥物治療）　94

5-6　結語　94

專欄：牙齒美白與牙周病　95

專欄：牙齒過敏（象牙質知覺過敏）　96

第六章　│　牙周醫學 ………………………………………………… 99

6-1　牙線或死亡？　99

6-2　牙周醫學的出現　99

6-3　牙周病與血管性疾病　103

6-4　牙周病與肺炎　107

6-5　牙周病與吸菸　110

6-6　牙周病與糖尿病　113

6-7　牙周病與骨質疏鬆症　118

6-8　牙周病與懷孕　120

6-9　牙周病與慢性腎臟病　123

6-10　牙周病與遺傳　124

6-11　牙周病與感染　125

6-12　口腔足以反應全身的健康　126

專欄：牙周病與基因體醫學　127

專欄：基因定序　127

專欄：咬合治療與骨科醫學的關連性　　　　128

專欄：漫談口腔放射線　　　　129

第七章 ｜ 再生醫學 ⋯⋯⋯⋯⋯⋯⋯⋯⋯⋯⋯⋯⋯⋯⋯ 131

7-1　再生醫學的概念　　　　131

7-2　牙周再生手術　　　　131

7-3　牙周手術細膩繁雜　　　　132

7-4　再生醫學應用於牙周病治療　　　　133

7-5　牙周再生療法的演進　　　　134

第八章 ｜ 健康促進 ⋯⋯⋯⋯⋯⋯⋯⋯⋯⋯⋯⋯⋯⋯⋯ 137

8-1　健康促進　　　　138

8-2　衛生政策與管理　　　　139

8-3　健康行為與健康教育　　　　139

8-4　公共衛生的方法：PRECEDE-PROCEED模式　142

8-5　回顧與前瞻　　　　146

附　錄 ｜ 日本地區牙科保健活動 ⋯⋯⋯⋯⋯⋯⋯⋯ 149

跋 ⋯⋯⋯⋯⋯⋯⋯⋯⋯⋯⋯⋯⋯⋯⋯⋯⋯⋯⋯⋯⋯⋯ 151

第一章　牙周病是什麼樣的疾病？

　　牙周疾病歷久而彌新。遠在數千年前的木乃伊，就可以發現齒槽骨吸收以及牙齒動搖的痕跡，自古以來泛稱「齒槽濃漏」卻毫無對策。直到 1960 年代中期，挪威學者 Löe 帶領「實驗性牙齦炎」的研究成功，證實了牙菌斑在牙齦炎擔任的重要角色，成為劃時代的發現。重視感染與免疫，也影響了爾後牙周疾病研究的方向。此外，牙周疾病在臺灣常被稱為「齒蛇」或「齒癌」。齒蛇者，形容慢性牙周炎的症狀在口腔內此起彼落的出現症狀。齒癌者，形容慢性牙周炎難以治療，並非組織的癌化。

　　牙周疾病是因為細菌感染，造成牙齦、支撐牙齒並維持牙齒在上下顎的位置的齒槽骨和牙周韌帶的破壞。簡單的說，牙周病就是牙齒的地基流失的一種疾病。造成牙周病的主要原因，跟蛀牙一樣，有九成是由於口腔衛生不當，產生黏附在牙齒上面的牙菌斑，導致對牙周組織不斷的破壞。基本上九成以上的牙周病是一種慢性細菌感染，其餘一成與內科疾病有關。

　　牙周病的相關因素包括，牙結石、咬合不正或食物殘渣的崁塞牙縫等局部因素，再加上身體機能上的失常或疾病如壓力纏身、免疫功能降低等，使牙周組織抵抗力減低所引起。另外有口腔內的損傷力量，如夜間磨牙、牙關緊咬、咬指甲等等。

　　牙菌斑主要的成分是細菌，當唾液混合食物碎屑和口腔內膜脫落的一些上皮細胞，殘留在齒面及牙齦接縫，造成細菌大量滋生，形成一些黃白色軟軟的垢狀物，即為牙菌斑（plaque）。牙菌斑在飲食後三分鐘即會逐漸產生，一毫克（1mg）的牙菌斑即有 10^8 ~10^9 個（1~10 億個）細菌，牙菌斑放置 24 小時之後就會逐漸硬化，變成牙結石。

　　放置不顧的話，病兆逐漸往牙齦內部進行（形成牙周囊袋），牙周囊袋更是牙周病原菌聚集的場所，造成支持牙齦的牙周膜纖維破壞、牙齦組織破壞以及齒槽骨溶解的嚴重後果。在牙骨質有牙菌斑的內毒素－脂多醣足以誘發發炎，牙齦的組織受到破壞。脂多醣的代謝容易產生惡臭的硫化物也就是俗稱的「口臭」，此時得藉由牙結石刮除術或牙周囊袋手術，將牙菌斑清除乾淨。

　　除一般正常刷牙之外還必須靠牙間刷或牙線清除齒縫，如要更深入清潔需要牙菌斑顯示劑的輔助。牙菌斑顯示劑的成分為可食性紅色染料，使用方式在刷完牙過後利用棉花棒將牙菌斑顯示劑均勻塗抹於牙齒、牙齦表面，再以清水漱口將多餘的顯示劑吐出。

牙周組織的定義

　　在齒槽骨上，除去牙齒本體之外，剩餘的部分都稱為牙周組織。牙周組織包括軟組織牙周膜（又稱為：牙周韌帶）、牙齦以及硬組織牙骨質、齒槽骨等。

牙周炎的病理過程：

　　牙菌斑之革蘭氏陰性細菌分泌的毒素產生 IL-1,IL-6,TNF-α 等細胞激素，造成牙齦的微血管發炎腫脹，臨床上可以見到牙周囊袋、牙齦腫脹、顏色由粉紅色變成亮紅色。牙齦發炎，導致結締組織的分解。再加上齒槽骨的吸收（破壞）。逐步由輕度進展到中等度以至於重度。產生化膿等現象。

牙菌斑控制紀錄 PCR（Plaque control record）

　　牙菌斑控制紀錄是美國教授 O'Leary 於 1967 年發展出來的。這是一個相當簡單能夠有效地改善日常口腔衛生的方法。

　　1. 藉由牙菌斑容易染色的原理，以染色劑漱口或塗抹於牙齒表面上。

　　2. 將每一顆牙齒區分為唇（頰）側面、舌側面、近心面、遠心面等 4 個面（又有分為 6 個面者），再乘以全部牙齒的顆數。

　　3. 計算全部受到染色的牙齒表面數目。

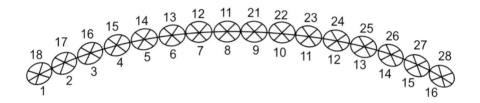

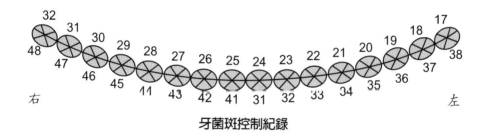

牙菌斑控制紀錄

　　4. 計算方法：

　　　染色的牙齒表面數目／全部牙齒的顆數 ×4（面）× 100%= PCR 值

　　　亦有每一顆牙齒計算 6 面者。

　　期待值在 20% 或 10% 以下者，視為口腔衛生良好。也是醫病雙方努力的目標。

　　牙菌斑控制紀錄，並不限於診所執行。在家也可以自己作（DIY）。

再重申一次，牙菌斑是造成牙周病的最平常致病原因，同時也是治療困難的目標。

1-1 牙周病常見的症狀

1. 牙齦的顏色成亮紅色或暗紅色。

2. 牙齒與牙齒之間的牙齦成圓形、腫脹狀。

3. 疲勞或有壓力時，牙齦容易腫脹。

4. 牙齒與牙齒之間的牙縫逐漸變大。

5. 感覺到牙齒變長。

6. 刷牙時，牙齦容易流血。

7. 起床時，口腔苦苦地黏黏地感覺不大舒服。

8. 用力押牙齦，可能流出膿液。

9. 牙齒與牙齒之間容易挾食物。

10. 別人可以聞到口臭。

11. 對外在的冷熱刺激，牙齒敏感、不舒服。

刷牙的效果

刷牙＋牙間刷：85%；刷牙＋牙線：79%；只有刷牙：61%。

（日本齒保存誌48：272，2005）

此可強調牙間刷在除去牙齒鄰接面牙菌斑的效果。

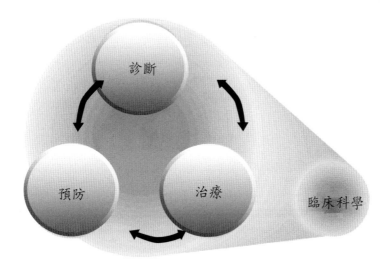

診斷、治療、預防應該是三者合為一體。

　　牙周病有九成以上是屬於慢性細菌感染症，牙菌斑同時也是治療困難的目標。去除牙菌斑就可以治療牙周病嗎？其實不然，去除牙菌斑以後新的牙菌斑又馬上堆積於牙齒表面之上，牙菌斑永遠存在。所以說牙菌斑記錄保持在 10% 或 20% 以下即屬理想。

　　牙周病有一成是非細菌性感染症，可能是內科疾病表現於口腔的症候。比較常見的是糖尿病、白血病、服用抗高血壓藥物、抗癲癇藥物等等。這就是國外通常把牙周病科歸類在口腔內科的原因。

1-2 牙周病流行病學

　　口腔的健康問題是許多慢性疾病的危險因子，而吸菸與糖尿病似乎是牙周病兩大最主要的危險因素。根據官方的資料顯示：

國人對牙周病的認知與實況

國內牙周狀況及健康行為。依據國民健康署之調查資料

- 99.2% 的成人有牙周問題　　　　　　1
- 54.2% 有牙周囊袋＊　　　　　　　　2
- 只有 28.7% 認為自己有牙周病　　　　3
- 只有 23.1% 有定期就醫保養　　　　　4

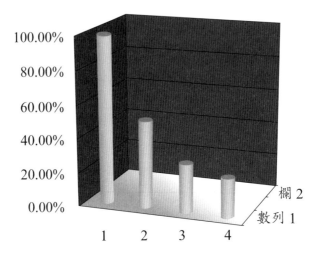

　　牙周問題均呈現大臼齒比前齒嚴重，舌側比唇頰側嚴重。下顎門牙為牙結石最多者，上顎大臼齒為牙周囊袋最多者，此現象不分性別與地域。

　　引用自賴弘明：2007-2008 臺灣 18 歲以上人口牙周狀況及保健行為之調查研究（二年總報告）衛生署國民健康局（現衛生福利部國民健康署）

　　也就是中等度牙周炎約佔 50%、重度牙周炎約佔 10%。由於罹患牙周炎的病患眾多，國人成人幾乎每 1.4 人就有 1 人罹患牙周病。一般輕度牙周炎往往由開業醫師負責診治。隨著牙周炎的嚴重化，逐漸需要牙周病專科醫師的診治。中等度以上的牙周炎，必須同時注意咬合性外傷的可能性。

> **牙周囊袋的定義：**
>
> 　　超過正常牙齦溝的深度 2.0 mm 以上，均可稱之。牙周囊袋爲封閉性缺氧的環境，更有利於厭氧性牙周病菌的棲息，加速牙周病的惡化。

1-2-1 逾半成人有牙周囊袋　忽略恐罹牙周病

　　罹患牙周病時，患者幾乎毫無感覺，很多患者直到齒牙動搖才驚覺罹病，調查顯示，國內青壯年族群、18 到 34 歲有兩到三成患牙周病卻不知，更有超過半數成年人，約 1000 萬人以上有牙周囊袋，若不理會，慢慢演變爲牙周病。

　　根據衛生福利部國民健康署調查顯示，18-34 歲族群，已有 2-3 成有牙周病卻不知，這樣情況隨著年紀增長，情況越嚴重。2013 年，臺灣牙科健康照護協會籌備會舉辦「牙周病健康照護國際研討會」，此研討會主席賴弘明醫師指出，這個無徵兆牙周病到 35-44 歲時罹患率更超過 5 成，55 歲以上則是每 1.4 人就有 1 人患牙周病。

　　民眾千萬不要以爲牙周病離自己很遠，因爲統計發現，臺灣有牙周囊袋的成年人約 54%，970 萬人。賴弘明解釋，牙周囊袋是指細菌從牙齒與牙齦間交接的縫侵入，深度越深，嚴重度越高，代表疾病已經惡化，治療難度增加。

　　「我們講 3mm 以下，算是比較早期的，治療效果會比較好，到了 6mm 以上就比較嚴重了，所以他可以細分早期牙周病，中期跟嚴重的，看他的深度，越深就越不好，越走向齒牙動搖，甚至失去牙齒的階段。」

　　醫師警告，牙周病不是牙齒的疾病，是全身系統性疾病，長期下來，容易導致心血管疾病，與代謝症候群也息息相關。另外，糖尿病患者，患牙周病機率是沒有糖尿病的 2-4 倍。醫師提醒，口腔衛生習慣不好者易得牙周病，抽菸與喝飲料者也會增加風險；建議養成早晚都刷牙習慣，機率可降低 26%，常吃水果及少喝飲料也會降低風險。（本段是賴弘明醫師

於 2013 年 11 月所發表的新聞稿）

　　「未來的世界將是一個以『活躍老化、慢性病防治』為主的『非傳染病時代』，在整個醫療體系的上游的『預防』與『健康促進』工作就更顯重要，一旦這類工作形成國家政策，將可以對社會發生極重要的影響。」

　　（第一屆健康促進貢獻獎 國民健康署邱署長談話）

　　此外，牙周病患者每年新增 3 ～ 5% 的病例持續成長中，更是不容忽視的防疫問題。

1-3 牙周病進行的部位特異性（site-specific）

　　牙周病進行的特徵有所謂「部位特異性 site-specific」，牙周病的病況呈現多樣性，由於部位的不同，牙周炎的進行度也有很大差異。甚至於同一顆牙齒的每一牙面都有不一樣的病態。另外，牙周病並非持續慢慢惡化，而是在每一顆牙齒「活動期」與「靜止期」反覆地發生而逐漸惡化的。也就是說，即使症狀安定的牙周病，何時再度變化成「活動期」，在預測上相當困難。

　　牙周治療後，牙周維護是必要不可缺少的工作。對於這些疾病，必須定期地接受診斷與治療。牙周維護的目標在於儘可能維持牙周組織長期健康的狀態。

1-4 牙周病的進行

　　牙周病的進行，始自牙菌斑黏著於牙齒表面上的薄膜，爾後牙菌斑逐漸增加。牙菌斑如果沒有迅速清除，則在 24 小時以後與唾液混合鈣化成為牙結石。一般而言，牙結石比較容易在唾液腺的出口處堆積，即下顎前齒的舌側面與左右上顎第一大臼齒的頰側面。

　　牙結石的表面上，還是覆蓋有牙菌斑。牙菌斑上的細菌能夠滲入牙齦，引起牙齦炎；若超過牙齦溝底部，引起牙周膜的病變，稱為牙周炎。移除牙結石必須靠機械的方式，仔細地刮除乾淨。爾後，再以化學的方法除去牙菌斑。

　　牙齦炎或牙周炎在牙齦組織的變化，牙齦的微血管擴張成充血的狀態，外觀呈現暗紅且腫大的現象。牙結石持續堆積，超過牙齦底部則形成所謂的「牙周囊袋」，牙周囊袋成為厭氧性牙周病細菌滋生成長的好場所，也由於厭氧性牙周病細菌的代謝作用，產生惱人的硫化物「口臭」。再就是，牙結石堆積深入牙根部，依牙周囊袋深入及齒槽骨破壞的程度再細分為輕、中、重度等牙周病。

　　此外，由於牙周病原菌的作用也能夠促進破骨細胞的活動，造成齒槽骨吸收。表現於口腔內的就是牙齒變長、與鄰牙的排列關係改變甚至牙齒動搖等現象。所以中等度以上的牙周病，必須同時重視有咬合性外傷的可能性。

牙周囊袋的表面積

　　日本大學伊藤公一教授（日本牙周病學會理事長 2009～2011）指出「在中－重度的牙周病患者，引起發炎的牙周囊袋的表面積約相當於手掌的面積有 55-72 平方公分之大小。在口腔中也是細菌及毒素的入口」。牙周病的預防與治療是全身健康與懷孕、生產等子女的健康也有相當的關係，有這種認識是相當重要的。

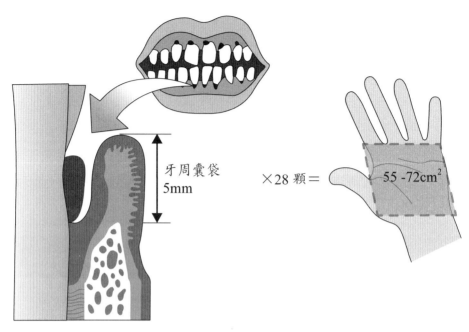

牙周囊袋
5mm

×28 顆＝

$55 \text{-} 72 \text{cm}^2$

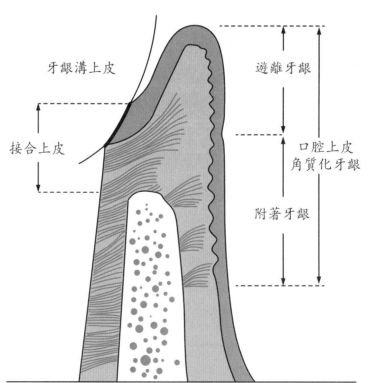

牙齦溝上皮

接合上皮

遊離牙齦

口腔上皮
角質化牙齦

附著牙齦

口腔上皮（OE）：角質化，包括遊離牙齦及附著牙齦兩者交接處還有個遊離牙齦溝，相當於正當牙齦溝的底部

牙齦溝上皮（SE）：非角質化，通常構成正常牙齦溝，病變超過牙齦溝底部就變成牙周炎，牙周囊袋隨即產生

附著上皮或接合上皮（JE）：非角質化，出現牙周囊袋的地方

臨床意義

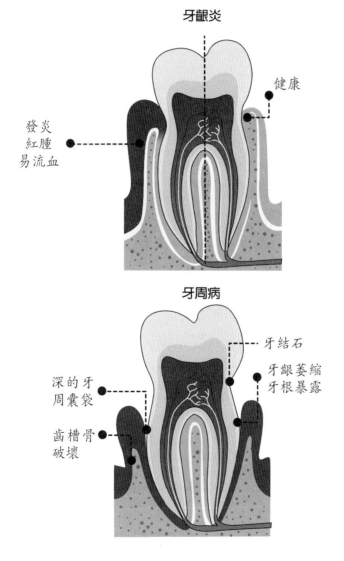

1-5 牙周病的解說（配合相片及 X 光片）

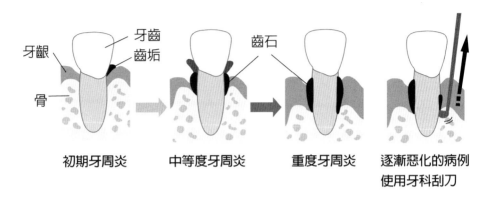

初期牙周炎　　中等度牙周炎　　重度牙周炎　　逐漸惡化的病例
使用牙科刮刀

其他諸多臨床科對於「將口腔清乾淨」，大多僅止於口述而已，並沒有確實地要求，是爲最大的弊病。也是牙周病治療成效不佳的主要原因之一。

• 健康牙齦的模式圖

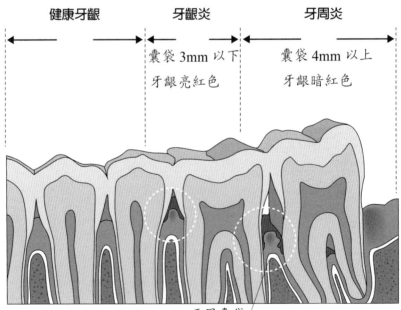

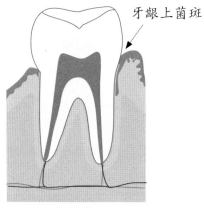

牙齦上菌斑

牙齦炎

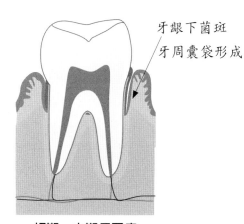

牙齦下菌斑
牙周囊袋形成

初期～中期牙周病

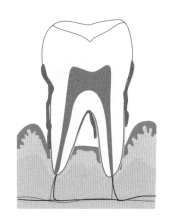

末期牙周病

分類	口腔上皮	結締組織	牙齦顏色
健康牙齦	呈尖銳而扁平狀	正常	粉紅色
牙齦炎	呈圓形狀	稍微發炎，白血球較少	亮紅色
牙周炎	呈水腫狀	嚴重發炎，白血球較多	暗紅色

1-6 引起牙周病的原因

在口腔中，約有 500～700 種的細菌棲息，眞正導致嚴重牙周病的菌種大約只有 5～6 種。普通並不會造成很大的問題。如果潔牙不確實，細菌就會產生黏黏的物質，密著於牙齒的表面。此牙垢的黏著性相當強，只有漱口的程度並無法使牙垢掉落。

此牙結石（牙菌斑）1mg 中約有 1 億～10 億（$10^8～10^9$）個細菌棲息，能夠導致齲齒與牙周病。其中，引起牙周病的特異細菌也被研究証實。

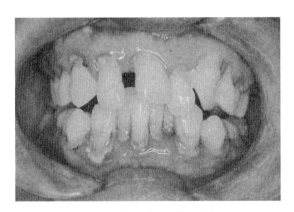

下顎前齒唇側面牙結石

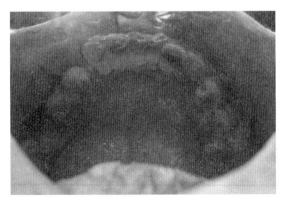

下顎前齒舌側面牙結石

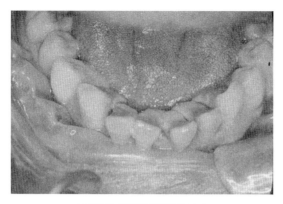

下顎前齒舌側面牙結石

此三圖皆由台大醫院江俊斌教授提供

留在牙齒與牙齦之間的牙結石，通常位於唾液腺液分泌出口處。

這種情況下，大部分為中度或重度牙周炎，併有牙周囊袋。

牙周病就是由於此牙垢（牙菌斑）中的細菌引起牙齦發炎，同時支持牙齒的齒槽骨溶解，造成牙齒掉落的結果。如果沒有除去牙垢的話，牙垢逐漸硬化，變成所謂的「牙結石」。強固地附著於牙齒的表面上。光是靠刷牙，並無法使牙結石掉落。

在此牙結石中及其周圍，更由於細菌的侵入，牙周病得以進行並放出細胞激素。

以下也是牙周病的相關因素

1. 咬牙症、磨牙症、用力咀嚼（每一個人一生中或多或少都有咬牙症、磨牙症。）

2. 不適合的牙冠、假牙或義齒（尤其是修復物的邊緣，易影響牙周組織）、牙齒排列異常（矯正牙科之病例）

3. 不規則的飲食習慣

4. 抽菸

5.壓力

6.全身疾病（糖尿病、骨質疏鬆症、荷爾蒙異常）

7.長期服用藥物（降血壓藥、抗癲癇藥、器官移植時使用的抗排斥藥）

1-7 牙周病的進行過程（放射線學變化）

健康的齒槽骨

齒槽骨保持完整。大致保持一定地高度（白影，沒有黑影。），可與琺瑯質（白影）連結。

放射線影像得以查覺骨的病理變化。一般建議初診時，留一張環口放射線影像（Digital Panoramic radiograh）。

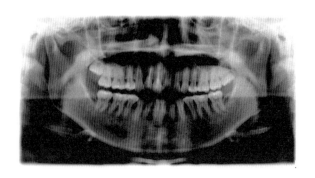

輕度牙周炎的齒槽骨

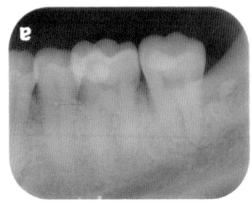

齒槽骨有 1/3 的程度受到破壞。

中度牙周炎的齒槽骨

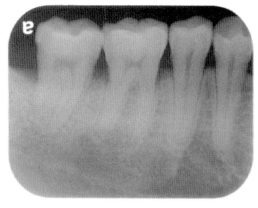

齒槽骨有 1/3 ～ 2/3 的程度受
到破壞。

末期階段稱為重度牙周炎

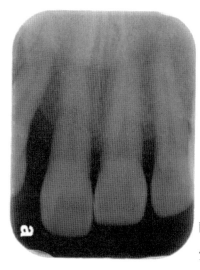

齒槽骨有 2/3 以上的程度
受到破壞。

以上所有放射線之影像均由台大醫院牙周病科王敏瑩醫師提供

1-8 牙周病的進行過程（臨床變化）

1-8-1 健康的牙齦

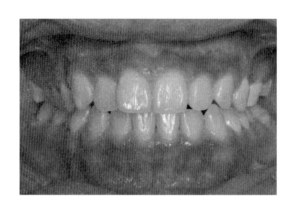

特徵

薄而粉紅色的牙齦。

牙齦進入牙齒與牙齒之間，成薄而銳利的形狀，而且有彈力。

牙齦緊繃。表面像橘子皮一樣的凹陷、點彩狀。

刷牙並不會流血。可能有某些黑色素沉積。

1-8-2 牙齦炎

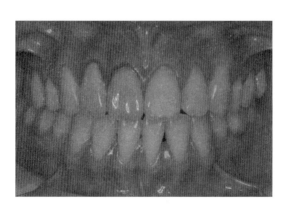

特徵

亮紅色的牙齦，容易流血的樣子。

牙齒與牙齒之間的牙齦呈圓形、澎脹狀。

刷牙會流血。

腫脹的牙齦之間，有牙垢聚集而惡化。

輕度牙周炎

炎症在內部擴散、牙齒與牙齒之間的深度約 3mm 程度蒂牙周囊袋（真性囊袋）出現。堆積在這裡的細菌毒素強烈、在牙齒周圍的組織（牙周組織）炎症持續進行。顎骨的牙根部分（齒槽骨）之破壞依序開始。

檢查要點

- 牙齦時常腫脹
- 牙齒少許搖動
- 牙齒與牙齒之間容易塞食物

後期階段稱為中等度牙周炎或重度牙周炎。

中等度牙周炎

牙周囊袋 4 ～ 6mm 或者更深。齒槽骨也有 1/3 ～ 1/2 的程度受到破壞，牙齒搖晃的樣子。

檢查要點

• 難以咬硬的東西

硬的東西（特別是章魚、烏賊、醬菜、土司硬邊等）能夠使支持牙齒的組織形成負擔。齒槽骨溶解，逐漸變少。出現無法咬合或咬合會痛的症狀。牙周病的後期階段，牙周病逐漸進行。需趕緊到牙醫診所刮除牙結石或牙菌斑。

1-8-3 牙周炎

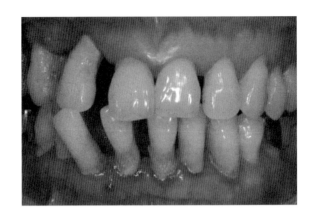

特徵

　　暗紅色牙齦。刷牙時，容易流血或流膿。

　　牙縫擴大，食物容易塞入。

　　牙齦退縮，牙齒變長。牙齒敏感。

　　牙周囊袋逐漸變深，齒槽骨溶解。

1-8-4 重度牙周炎

　　牙周囊袋 7mm 以上、齒槽骨 1/2 以上受到破壞。因此牙根露出，此牙齒搖晃可能隨時掉落。

檢查要點

- 可以看到牙根、牙齒變長的樣子。

- 牙齦萎縮、牙縫變大。

- 有口臭。

- 或許有化膿現象

　　以上照片均由台大醫院牙周病科王敏瑩醫師提供

1-9 牙齦炎、牙周炎與牙周囊袋

牙齦炎

　　牙齦炎主要症狀是牙齦發紅、腫脹、流血，常發現於小學生時代到 20 歲左右，主要原因是牙齒表面的牙垢、刷牙不良以及修復物的邊緣影響牙齦所致。牙齦炎是可逆性的疾病，通常是革蘭氏陽性菌感染，與牙周炎由於革蘭氏陰性菌感染是兩種不一樣的疾病（先有陽性菌感染，爾後陰性菌覆蓋於其上，兩者區分會重複模糊）。

　　牙周囊袋的測量：每一顆牙齒必須確實測量 4 個點（近心頰側、近心舌側、遠心頰側、遠心舌側）或 6 個點（近心頰側、近心舌側、中心頰側、中心舌側、遠心頰側、遠心舌側），不可遺落任何一個測量點。

　　近年來，已經發展出良好的軟體，可以在 5 分鐘之內完成牙周囊袋的檢測。

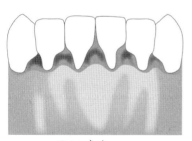

牙齦發炎
亮紅，腫脹。

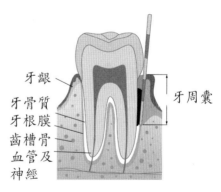

牙齦
牙骨質
牙根膜
齒槽骨
血管及
神經

牙周囊

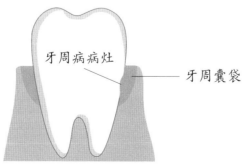

牙周病病灶

牙周囊袋

牙周囊袋

牙周炎

牙齦溝的深度約 3mm。不正常的牙齦溝（深度超過 3mm）都可稱為牙周囊袋，也就是所謂的牙周炎。牙齦溝的深度增加及結合上皮往根尖移動，呈現病態。如果超過 4mm 以上，牙齦組織有不可逆的破壞。

牙周炎的特徵

暗紅色牙齦

刷牙時容易流血

牙縫擴大，食物容易塞入

牙齦退縮，牙齒變長

牙周囊袋逐漸變深、齒槽骨溶解

牙周囊袋

牙周囊袋就是正常牙齦溝深度的變深，往往是革蘭氏陰性厭氧菌之牙周病菌聚集的場所。牙周囊袋越來越深，終於導致慢性牙周炎。

牙齦紅腫的原因：牙周病原菌所產生的毒素引起富含微血管的牙齦，發生微血管發炎以至變成紅色而且有腫漲的現象。

> **牙周囊袋**
>
> 1. 治療牙周囊袋（Pocket care）是重點工作。
> 2. 牙周囊袋通常長在細縫中的細縫，必須仔細地刮除方才能奏效。

牙菌斑成無色、透明狀，非以染色法是看不出牙菌斑的存在。遺憾的是有些自稱為「健康照顧者」卻昧於事實，聲稱「刷牙無用論」，徒然雜音而已。事實上，基於實證醫學（Evidence-based Medicine）比較有根據。

牙周病細菌檢測可以作為牙周疾病診斷的輔助

通常是採取牙齦溝液郵送到檢驗公司，利用分子生物學的技術作分析，可以確實知道導致牙周病的菌種，做為牙周疾病診斷的輔助。此檢測在日本還屬於相當先進的方法。

> **牙周病細菌的特徵**
> 1. 牙周病致病細菌是多菌種。具活動性的桿菌。
> 2. 牙周病致病細菌在缺氧的環境，尤其在牙周囊袋內容易生存。

1-10 牙周囊袋的測量

牙周囊袋的測量了，醫師會用一牙周探測計，放入牙齒與牙齦之間的縫隙，測量深度，以供評估及治療的參考。一般而言：測量牙周囊袋的力量應維持在 20 公克左右。

深度在 3mm 以內視爲健康正常。牙周囊袋的深度 3～5mm，4~6mm，7+mm（7mm 以上），分別區分爲輕度，中度及重度牙周炎。

探測後流血（BOP, Bleedıng on probing）是牙齦發炎的指標。

其他的原因還包括牙齒或牙齦的感染，糖尿病，血小板缺乏紫斑症，白血病，營養不良，抗凝血劑的影響，女性荷爾蒙不平衡等等。少數由於維生素 C 及維生素 K 的缺乏，登格熱等。

＊一般民眾常誤以爲牙齦發炎與維生素 C 缺乏有關，其實那是中古世紀航海時代，由於長期缺乏新鮮的蔬果，維生素 C 缺乏而導致牙齦組織結構的脆弱，牙齦呈海綿狀而容易流血。只要適時補充新鮮的蔬果即可改善症狀。

1-11 牙周病與口臭

　　口臭影響人際關係。造成口臭的主要原因有二種，包含口腔性及非口腔性。口腔性的原因很多，包括牙周病、牙齦炎、蛀牙、舌苔增厚、唾液腺分泌不足等。據統計約有 90% 的口臭是源自口腔疾病，其中大部分是牙周病。會造成牙周病的細菌主要是厭氧性革蘭氏陰性菌，此菌能夠分解食物殘渣再加上脫落的上皮細胞、牙齦溝液、血液等過程中，分解富含胺基酸或胜等成分，代謝時會產生揮發性硫化物〈包含硫化氫、甲基硫醇及雙甲基硫醇等〉，而這些揮發性硫化物會散發出不好聞的氣味，就是所謂的口臭。

　　治療口臭，主要還是靠牙結石刮除術、根面整平術及牙周囊袋搔爬術等。普通治療口臭是屬於預防牙科的專業。

1-12 牙周病的病因

　　牙周病的直接原因是微生物感染，其他的原因包括：

1. 環境因素

2. 宿主因素

3. 咬合因素

在發炎的牙周組織上，再加上咬合所產生的力量，會增加破壞力。

　　＊與牙周病惡化有關的生活習慣病。其原因歸納如下：1 刷牙怠惰。2 吸菸。3 壓力。4 磨牙症或咬牙癖。5 不規律的生活。6 偏食。

微生物因素	環境因素	宿主因素	咬合因素
牙菌斑與牙周病的原因有關的微生物	吸菸 口腔清潔不良 牙周囊袋的深度 牙結石上的微生物 壓力 潔牙教育 飲食生活 公共建設（自來水供應＊） 醫療與保險制度	年齡 人種 牙齒解剖形態及數目 糖尿病 牙齦溝滲出液 白血球功能 遺傳 社經地位＊ 教育程度＊	咬合不良 （外傷性咬合）

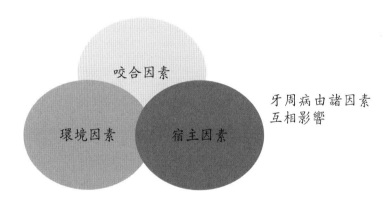

牙周病由諸因素
互相影響

＊公共建設（自來水供應），日常用水的品質亦可能影響牙周病的進行。
＊社經地位、教育程度等社會學因素也是診斷牙周病的重要參考事項。

1-12-1 牙周病難以臆測

引起牙周病的原因甚多。包括微生物、宿主、環境、咬合等諸多因素。任何一個因素都可能影響牙周病的發生與嚴重的程度。

1-12-2 銀髮族的重度牙周炎有多重危險因素

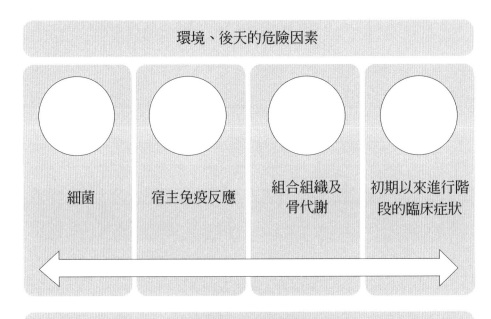

1. 微生物因素（某些厭氧性細菌的盛行率）
2. 行為因素（吸菸、缺乏專業牙醫照顧）
3. 醫學因素（年齡、既存牙周炎、牙齦流血）
4. 社會學因素（財務煩惱、壓力、居住環境、經濟能力、教育程度等）

1-13 牙周病是生活習慣病

　　生活習慣病（成人病），包括高血壓、高膽固醇血、高脂血、糖尿病等慢性病，甚至是癌症，都與生活習慣密切相關。牙周病是一種生活習慣病，錯誤的生活形態會導致免疫力低下，加速牙周病的形成或惡化，因此像是吸菸、糖尿病、心血管疾病等生活習慣病都是牙周病的高危險因子。

　　生活習慣病被定義為有關於「飲食習慣、運動、休養、吸菸、飲酒等」生活習慣所引起及進行的疾病群。愈早養成不良的生活習慣，疾病愈容易找上門，千萬不可以小看。其中牙周病在 2 個項目中，被認為是生活習慣病，是牙科領域唯一被公認的疾病。牙周病被認知為生活習慣病的原因，大致被解析為：

1. 牙周炎的發病與進行緩慢。大約從 35 歲開始發病，疾病活躍期與靜止期反覆進行。沒有病兆，並非痊癒，而是靜止期。35 歲以後可能急速發生牙周炎。

2. 牙周病的發病不只有是微生物因素（牙菌斑）而已，尚包括環境因素、宿主因素及咬合因素等。

3. 牙周病是介於牙齦與齒槽骨之間，局部的抵抗減弱部位。

4. 牙周病伴隨衰老現象而有牙齦退縮、齒槽骨吸收等，有「齒槽膿漏症」的想法還是很多。

5. 牙周病與全身的關連性，古有病巢感染說，現有牙周醫學的口腔預防、健康管理為目標的「口腔健康科學」之建立。

生活習慣病的種類

飲食習慣	1. 成人性糖尿病、2. 肥胖症、3. 高脂血症、4. 高尿酸症、5. 循環器疾病、6. 高血壓症、7. 大腸癌、8. 牙周病
運動習慣	1. 成人性糖尿病、2. 肥胖症、3. 高脂血症、4. 高血壓症
吸菸	1. 肺扁平上皮細包癌、2. 循環器疾病、3. 慢性支氣管炎、4. 肺氣腫、5. 牙周病
飲酒	1. 酒精性肝障礙

　　以上所述之生活習慣病，大都是同時存在於單一個人上，也是現今所強調的健康管理之要項。此外，生活習慣病常與代謝症候群有關。

1-13-1 代謝症候群

代謝症候群的指標有肥胖、高血壓、高血脂、高血糖。牙周病與代謝症候群有關。有牙周囊袋的患者，得到代謝症候群的危險性增加。代謝症候群不是疾病，而是「不健康」的警訊。

牙周醫學突飛猛進，在日本起碼有 8 個醫學系學會包括日本肥胖學會、日本糖尿病學會、日本高血壓學會、日本循環器學會、日本腎臟病學會、日本血栓止血學會、日本內科學會、日本動脈硬化學會等均指出代謝症候群與各該學會有密切關係。

專欄：難治型疾病 —— 侵襲性牙周炎

侵襲性牙周炎的臨床表現是牙周組織急速地破壞（齒槽骨吸收、附連喪失＊），通常有家族性。一般來說，牙菌斑的量很少，發病年齡年輕，在 10 幾歲到 30 幾歲之間。主要是口腔細菌 *Aggregatibacter actinomycetemcomitans*（*Aa* 菌）存在的比率較高、被認為身體防禦機制、免疫反應異常。

侵襲性牙周炎的罹患率約每 1000 人至 2000 人有 1 人罹患的程度（0.05% ～ 0.1%）。

病因：主要是牙菌斑的細菌，疾病的發生與進行大致受到遺傳因素的影響，有關其詳細尚未十分明朗化。

症狀：初期，牙齦腫脹、發紅，完全沒有自覺症狀。中期，刷牙或咀嚼時，牙齦流血；牙周囊袋或許有排膿的現象。

合併症：糖尿病等易感染性患者的情形，牙周炎的症狀有重症化的傾向。

診斷：血液檢查　基因診斷。

＊附連喪失：牙根與骨頭連結的膠原纖維被破壞，牙周病評估重點之一。

治療：牙周基本治療、牙周外科手術、牙周組織再生療法等。

專欄：牙齒與大腦的關係

　　成長時期，好好地使用牙齒以刺激大腦是極為重要的事。相反地，年長者也有這樣的說法。

　　對於有認知障礙的病人（腦受到損傷、腦血管障害、腦外傷、變性疾病等原因引起的疾病或阿茲海默型失智症、腦血管型失智症）而言，大多由於缺少牙齒導致咬合變壞，元氣大傷，所以使用自己的牙齒確實地咀嚼的確可以防止老化。諸君也應該意識到良好地咀嚼，可以更加愉快地生活！

　　此外，上下牙齒咬合所產生的刺激傳送到腦部。也就是從牙根的牙根膜傳送到腦部。因為如此，咀嚼的刺激使腦細胞活性化。咀嚼也促進腦部的血流量增加，腦的活動活潑化。最近，失智的人口大增，絕大多數的病患之牙齒狀況極差，剩下的牙齒越來越少甚至是全口缺牙。是故需要全口假牙治療的患者尤需評估神經學的問題。

牙齒與大腦皮質的關係

　　不當的拔牙或不必要的拔牙，可能會促使大腦皮質退化已經由神經解剖學、神經病理學的研究證實。近年來，常見為了植牙而拔牙。甚至走火入魔，拔光所有的牙齒，一得一失尚需仔細考慮清楚。

引起牙周病的機轉

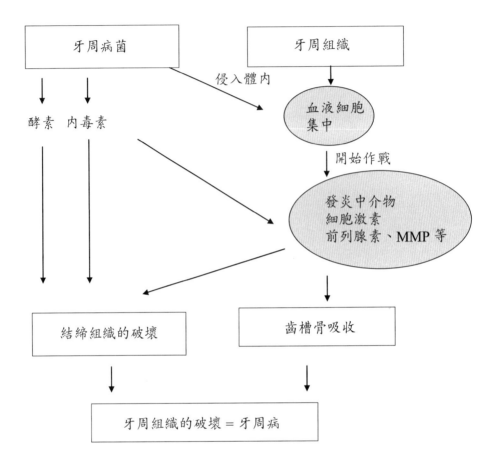

基質金屬蛋白脢（matrix metalloproteinases, MMPs）是一群在人體中分解絕大多數細胞外基質分解的酵素，並且與組織形成、組織新陳代謝及發炎反應有關。

第二章　牙周病預防

2-1 牙科醫療是團隊工作

先進國家稱「牙醫師、牙科衛生師及牙科技工師三位一體」

牙醫師或專科醫師

牙科衛生師或稱為口腔健康經理

牙科技工師或稱為口腔工程師

事先規定牙科衛生師、牙科技工師的訓練屬於大學學士班層次是有必要的。

國內只有牙醫師的觀念，其他幾乎從缺。這種有缺陷的醫療竟然為正軌，實在是一個牙科醫療的落後國家。在日本的同門（廣島大學補綴一）開業醫師，平均一位醫師大概至少聘有三位以上的牙科衛生師專事所有非外科性牙科治療。甚至以良好的在職訓練來徵求牙科衛生師。牙科衛生師在美國、日本、韓國分別有 80 年、65 年、40 年的歷史。逐漸有四年制學士班出現，需要國家考試取得資格。

另外，牙科醫療的細分化已經隱然成形。目前，國內已有口腔外科、口腔病理科與矯正牙科等三科為衛生福利部承認的牙醫專科。牙周病科與補綴牙科為各該學會承認的專科醫師。預防牙科學與牙科（公共）衛生學門診從缺。

現今，國內還沒有學校牙醫的概念。在日本，學校牙醫的定義為大學以下的學校都需要聘請牙醫師擔任學童牙科健康管理的工作，通常是由校長聘請學區內的開業醫師兼任，每周固定一個診次到學校服務。學校牙醫有效地作口腔健檢，敦促學童作早期診斷、早期治療，對預防牙科疾病

具有重大的意義，學校牙醫有忙不完的工作。日本的學校牙醫制度是在1932 年成立，國內的情況不尊重科學只功於私利，要立法設立學校牙醫制度恐怕是遙遙無期。

2-2 牙周病預防首重口腔清潔

用正確的方法潔牙是保持牙齒與牙齦健康的第一步。用牙醫建議的方法至少刷牙兩分鐘，才算有把牙齒刷乾淨。無論是使用一般牙刷或電動牙刷，牙齒上下左右各部位都要刷滿 30 秒。要講究刷牙的方法。正確的刷牙方法一定要有人個別指導過，切忌暗中摸索。

刷牙一定要有順序，若從右邊開始，就要在右邊結束，而且不論牙齒外面裡面或咬合面都要刷到。

刷牙時要面對著鏡子，張牙咧嘴才看得到刷牙的方式對不對以及刷乾淨了沒有？

牙間刷清潔口腔比刷牙更重要。

國內常見的缺點，往往有醫師在報章雜誌大聲急呼口腔衛生的重要性，然而卻沒有實際主動的行為考核來達成目標，缺乏直接的現身說法，一般大眾很難體會到其中的奧妙。深深期盼應該先有政策，然後再組成常態的健康促進團隊包括牙醫師、牙科衛生師及其他的醫療專門職業人員，落實健康教育與健康行為，往下扎根的工作相當重要。

2-3 牙菌斑是治療困難的目標

牙菌斑的形成：

1. 牙齒薄膜的形成
2. 牙齒表面的初期移生（colonization）
3. 次期移生與菌斑成熟

＊移生，即細菌只在表層增生，但並不入侵至組織內造成感染；細菌只是附著於表面而不被視為疾病過程。

　　簡單的來說就是先形成牙齒薄膜，開始第一層最容易與蛀牙有關的革蘭氏陽性好氧菌附著其上，量越來越多，一些與牙周炎有關細菌附著其上，牙齦開始發炎腫大，附近氧分壓下降，第二層革蘭氏陰性厭氧菌就利用第一層細菌為媒介附著上去，開始對牙周的軟組織產生影響（因為第二層細菌無法自行附著在牙齒上，需仰賴第一層細菌的幫助，這就是為什麼刷牙無法刷到牙周囊帶或牙齦溝內，但是卻可以預防牙周病）。

＊薄膜：

　　氫氧基磷灰石（琺瑯質的組成物）表面有帶負電的磷酸鹽，會吸附口水中帶正電的大分子而形成牙齒薄膜，牙齒薄膜會使牙齒表面濕潤，提供細菌附著的媒介，進而形成牙菌斑。

　　功能：

　　作為細菌附著的基質

　　作為潤滑劑及保護的屏障

2-3-1 看不見的殺手──牙菌斑

　　牙菌斑是無色透明與上皮細胞、多型核白血球、酵母菌、原生動物等頑強地附著在牙齒表面或其他口腔表面的細菌聚集。牙醫師也必須藉由口腔染色才能分辨出牙菌斑分布的情形。牙菌斑菌落自成一個自給自足的小天地，有水道（water channel）形成。牙菌斑長到一定大小，即停止擴大，此謂群數感應（quorum sensing）。牙菌斑是治療困難的標的。有關牙菌斑的研究，可以成為一個口腔微生物學科或學系的規模。

牙菌斑形成的模式圖

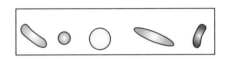

第 1 階段
起初爲引起齲齒的鏈球菌堆積

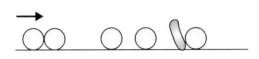

第 2 階段
鏈球菌堆積逐漸增加

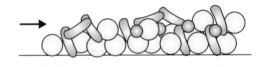

第 3 階段
爾後爲引起牙周病的桿菌堆積

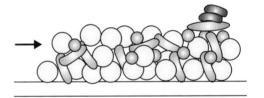

第 4 階段
牙周桿菌逐漸增加

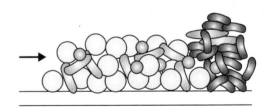

牙齦下的牙菌斑基本上分三種，成分各有所不同：

1. 硬組織牙菌斑——牙齒表面上

2. 軟組織牙菌斑——牙周囊袋內

3. 浮游牙菌斑——浮游牙菌斑

　　牙菌斑是治療困難的標的。即使牙菌斑清除乾淨之後，新的牙菌斑也會立即形成於牙齒表面的薄膜上。

2-3-2 生物薄膜 牙周病治療之新思維

　　生物薄膜（英語：Biofilm），也稱作「生物膜」或「菌膜」，是一些微生物細胞由自身產生的胞外多聚物基質（主要為多醣）所包圍而形成，且附著在浸有液體的惰性或生物表面的，具有結構的群落。在醫學中，人類大約 65% 的細菌性疾病有生物膜參與。如在口腔中，牙齒表面的生物膜可形成牙菌斑、齲齒和牙齦感染。

1880～1930	微生物學的黃金年代	強調特異性病原體致病
1930～1960	牙菌斑控制	強調非特異性病原體致病
1960～1990	牙菌斑控制	強調特異性病原體致病
2000～	生物薄膜	

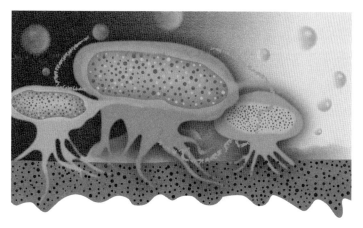

附著於牙齒表面的生物薄膜會產生有害的物質（蛋白質與酶）

　　生物膜體積的 90% 由聚合物基質或水道（water channel）構成。生物膜具有而非均一，管道可用於生物膜內部的細菌交換物質。生物膜中，構成底層和表層的細菌種類和比例也不同。生物膜的細胞可通過群體感應（quorum sensing）調整自身的生理狀況。

2-3-3 生物薄膜的形成過程

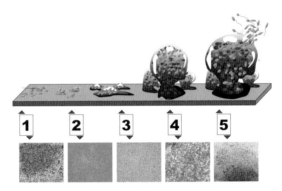

PLoS（科學公共圖書館雜誌）

1. 細菌附著
2. 開始分泌 EPS（細胞外聚合體）
3. 形成生物薄膜
4. 生物薄膜的厚度增加、菌落巨大化
5. 內部變成過密、菌落被破壞、細菌被放出

　　（出處：From D.Davis: PLoS Biology Vol. 5, No. 11, e307 doi:10.1371/journal.pbio.0050307）

2-3-4 口腔微生物學的進步與發展

　　牙周疾病的致病說法，由 1960 年代的「牙菌斑」致病說，到 1978 年首創「生物薄膜」的用語，到 2000 年代完全確立生物薄膜致病說。

　　以往的想法是儘量把牙菌斑等致病因素完全清除乾淨。然而，最近的觀念卻是如何改變生物薄膜的生態？因此，必須通盤了解菌落的生態及其生理學。嶄新的想法是利用益生菌（Pro-biotics。與抗生素 Anti-biotics 相對的名詞），簡單地說就是利用活的微生物作用到生物薄膜之上，以改變菌落的生態與生理，達到治療牙周病的目的，完全顛覆以往的觀念。一般常見的益生菌包括發酵的乳製品。

2-4 牙結石的形成

　　牙結石通常存在於唾液腺開口的牙齒表面處（例如：下顎前齒的舌側表面以及上顎第一大臼齒的頰側表面。）和牙齒頸部以及口腔黏膜運動不到的牙齒表面處。牙結石形成初期通常是軟軟的，爾後直接鈣化而變硬。牙結石的成分有 75% 是磷酸鈣，15-25% 的水、有機物、磷酸錳、礦酸鈣及微量的鉀、鈉、鐵所構成。

　　牙結石是由退化的細胞、唾液以及細菌混合而形成的。由於各種無機鹽類沉澱於牙齒的表面上。也由於牙周病細菌的堆積容易形成牙周囊袋。當牙周囊袋形成後，更易使食物殘渣、牙菌斑和牙結石等的堆積，這種新的堆積又更進一步的破壞更深的牙周膜，如此不斷的惡性循環的結果，終至牙周支持組織全部破壞殆盡，而使牙齒難逃拔除的惡運。脂多醣的代謝容易產生惡臭的硫化物，也就是俗稱的口臭，此時得藉由牙結石刮除術或牙周囊袋手術，將牙菌斑清除乾淨。

2-5 牙周病預防策略

Leavell & Clark（1965）把預防策略分爲三段五級：

1. 初段預防：健康促進、特殊保護
2. 次段預防：早期診斷、早期治療（疾病控制）
3. 三段預防：限制殘障、復健

應用於牙周病。則

三段預防	五級預防	處置內容
初段預防	第一級預防：健康促進 第二級預防：特殊保護	牙科健診（只診察不作醫療）、塗氟、PMTC（潔牙）
次段預防	第三級預防：早期診斷、 第四級預防：早期治療（疾病控制）	SC/RP 牙結石刮除術及根面整平術
三段預防	第五級預防：限制殘障、復健	牙周外科 牙周補綴

塗氟不是永久的，必須維持 2～3 個月複診一次，如果有不妥善之處，立即修復補足。尤其是小兒牙科之蛀牙治療也必須維持同一認知與行動。

在公共衛生學的領域裡，「預防醫學」似乎家喻戶曉。但現今的主流是強調主動服務的「健康促進」。即「前瞻的健康政策」再加上「有效的健康教育」。

2-6 專業性機械式牙齒表面清潔 PMTC

專業性機械式牙齒表面清潔，PMTC（Professional Mechanical Tooth Cleaning），本法屬於預防性防止感染、去除茶漬汙垢，與健保治療疾病

的政策抵觸，因此必須自費爲之。

　　此法首創於 1974 年，由瑞典教授發展出來的預防牙科術式，針對牙齒表面清潔，使用成套的毛刷、專用的研磨劑用橡皮輪把牙齒表面的汙垢包括牙菌斑、菸垢、咖啡垢、茶垢清潔乾淨，超音波與牙線、繼之施與塗氟（強化齒質）以及刷牙教育等等。其效果使口腔清爽化，抑制齲齒、牙周病及口臭等。

預防牙科與牙周病科的異同

　　預防牙科著重於疾病的長期管理與行爲科學，尤其擅長於治療口臭。預防牙科則另外診治（管理）齲齒、義齒性口腔炎（眞菌感染）、口腔癌及吞嚥異常、禁菸咨詢及疾病危險性的預測檢查，範圍較廣泛；牙周病科則著重於牙周病的診斷、治療以及預防。兩者有部分是重疊的模樣。預防牙科也有門診，可惜臺灣還沒有前瞻性地設置此科。

＊吞嚥異常門診已經成爲新的臨床科。

2-6-1 專業性機械式牙齒表面清潔發展的歷史背景

　　1980 年代初期，瑞典的學童齲齒率幾乎超過 80%，瑞典政府當局體認到十足的危機感。遂藉著該國全民健康保險將 PMTC 列入爲義務化的工作，結果學童齲齒率降爲 4%，可以說是成功的公共衛生政策。

PMTC 的流程

　　1. 沖水、消毒

　　2. 齒間部消毒

　　3. 去除全部的汙垢 使用粗粒子的研磨牙膏 去除頑固的生物膜著色

　　4. 研磨使用微細粒子的研磨牙膏

　　5. 口腔內洗淨（以牙周囊袋爲主）

6. 塗氟

7. 雷射（選擇性處置）

2-6-2 專業性機械式牙齒表面清潔的優點

如果持續而定期地勵行 PMTC，做好牙齒清潔，減少齲齒及牙周炎發生的機率。那麼到 80 歲左右也可能留下 20 顆以上的牙齒，甚至沒有裝義齒的必要。比起沒有確實作 PMTC，所殘存的牙齒少於 20 顆以下甚至更少。

＊健康促進到底在做什麼？就是在沒有任何症狀下接受身體的精密檢查。

預防性牙科處置建議從 3 歲幼童起，每隔 3 ～ 4 個月接受一次潔牙 PMTC 處置。如果有齲齒、牙齦炎或牙周炎的情形則另外加以處理，此法應該是屬於必要的預防處置，但不適用於國內健保，必須自費。施行此術每次需時 40 ～ 60 分鐘。

PMTC 發展及實施的成果是有效地減少齲齒及邊緣性牙周炎的發生，並有預防口臭的效果。最重要的是施術要持之以恆。鄰邦日本實施的情況，往往在中小學時代以前都很熱心地參與此活動，也頗有成效，但是到了升大學考試時期以及就業初期都疏忽掉了，等到青壯年第一波牙周病來襲時，方才恢復定期的潔牙。

PMTC 為了維持口腔健康，創造出使牙菌斑附著困難的環境為目的所做的處置。最近，常常談到的生物膜（Biofilm），眼睛也看不到的「細菌的住處：膜」。這種生物膜，不可能以漱口、水洗或簡單地刷牙的程度除去，必須採用除去牙結石使牙根表面滑溜化等。以機械的方法（PMTC）破壞生物薄膜，變成重要的事情。

所謂生物膜（Biofilm）就是細菌團塊為了保護自己所形成的薄膜。此膜具有抵抗外來藥物，膜中的細菌去除也無效果，屬於治療困難的標的。這要怎麼解決？為了除去細菌最好的方法是 PMTC。PMTC 就是在牙科診所使用專門器械來破壞生物膜，做完 PMTC 之後，著色去除。牙齒

顯得滑溜、光亮有如新品一般。這樣的預防處置通常是自費項目，建議每
3～6個月作一次。尤其是作完審美牙科治療或高額修復處置，必須確實
按時接受潔牙治療，以避免邊緣性牙齦炎的發生。

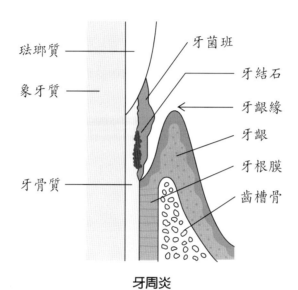

牙周炎

牙結石刮除後　　　　　　　　　根面整平之後

PMTC 施術的好處

1. 除去附著於牙齒表面的汙垢或著色物，使牙齒回復到潔白及光耀。

2. 由於牙齒表面的研磨、得到光滑（滑溜）的爽快感。

3. 除去形成口臭的原因——食渣及細菌，能夠預防及減輕口臭。

4. 除去附著於牙齒的生物薄膜（細菌團塊）、能夠預防牙周病（齒槽膿漏）。

5. 除去齲齒郡、在牙齒的表面上塗氟，覆蓋（齒質強化）、能夠預防齲齒。

6. 通常每隔 3 ～ 4 個月必須作一次。

2-7 牙結石刮除術及根面整平術

關於去除牙菌斑或牙結石的方法。大略有牙結石刮除術及根面整平術（SC/RP，Scaling and Root Planing）牙科刮刀用來移除牙結石及牙菌斑，終止令人尷尬的口臭。

牙結石刮除術是實施最頻繁的方法，通常是利用超音波洗牙機，其主要的作用是將鈣化的牙結石震碎，因爲超音波洗牙機會造成表面的不平滑，爾後再用刮刀，將牙齒表面平滑化。最後再使用碘液，將牙齒表面的游離微生物作制菌的處理。根面整平術可以說是牙結石括除術的延長，通常這兩者合併提及。

牙周病的機械療法，如果確實地處理往往需要 40 ～ 60 分鐘的時間。日本有專業的牙科衛生士，甚至得到日本牙周病學會的認可，可以處理所有非手術性療法的病例。在實際臨床上，牙科衛生師是牙醫診所內必要而且不可或缺的成員。尤其是專業診所，不管是審美牙科、數位牙科或是作全口重建等高額費用的修復，如何維持緊鄰牙齒的牙齦長期間的正常狀態？解決之道是必須確實作到每 3 個月一次 PMTC。

此點，國內的全民健保完全作不到，只有自費醫療才有可能談到治療的品質。作牙結石括除術及根面整平術應該有準備齊全的手術器械。並非只用洗牙機。比較重要的是機械式除去牙結石之後，還需要使用化學藥物處理遊離的牙菌斑。

隨著科技的進步，現今以非手術性療法為主流。並逐漸應用顯微鏡術或牙周內視鏡術（Perioscopy®）來放大病灶，作好牙結石括除術及根面整平術。這些先進的設備往往要耗費巨資。

2-7-1 牙結石刮除術

刮除術是使用刮刀（音波或超音波洗牙機），將附著於牙齦緣上下的牙菌斑及牙結石除去的步驟，以不傷及齒質為原則。

超音波洗牙機

使用超音波洗牙機的情形是由於超音波的效果，因在瞬間達到齒質與牙結石的交界處、無法完全清除乾淨。因此除去牙結石之後，一定要用手動的器具進行根面整平術。

	音波洗牙	超音波洗牙
動力來源	氣動式	電磁式或壓電式
振動速率	6000 - 9000 回／分	20000 回／分以上
牙齒表面	表面較平滑	表面粗糙

2-7-2 根面整平術

根面整平術是在牙結石刮除術完成之後、除去牙根表面因牙菌斑感染而軟化的牙骨質及象牙質，使牙根面變成硬且光滑之謂。

光滑的牙根面

根面整平是相當重要的、如果沒有處理則可能引起牙根面蛀牙的原

因。普通執行根面整平是很精緻費時的。

2-7-3 牙結石刮除術與根面整平術的危險性

牙結石刮除術與根面整平術都是使用銳利的刮刀進行的手術。必須要有相當熟練的技術。特別是附著牙齦緣下的的牙菌斑與牙結石是看不到的。只有靠手指頭的感覺，要削得恰當，可以說是相當困難的技巧。

通常稱為傳統牙周治療、非外科性牙周治療或深部清潔。不可避免的還是會流血，所以適時的藥物治療包括局部塗藥物或口服抗生素是相當重要的。目前的趨勢是儘量避免牙周外科手術，維持牙結石刮除術與根面整平術（SC/RP）。但有必要時，還是需要牙周外科手術。SC/RP 施術的頻率，建議牙結石刮除每半年一次，根面整平每兩年一次。均得視實際情形，有彈性的調整。

2-7-4 摘要

1. 只靠一次牙科診查，就要立即治好牙周病，有這種想法的患者並不少。實際上，並不可能。正確的牙周病治療包括：(1) 每日在家適當地使用牙間刷及刷牙；(2) 在牙科診所使用專門器械治療，潔牙或牙結石刮除術及根面整平術。此兩者都是牙周病治療所必須的術式，缺一不可。

   所以不要有只靠牙醫診所就可以治療牙周病的態度，而是要利用牙醫診所一起治療牙周病的想法是很重要的。改正觀念與態度乃是最重要的關鍵。完整的牙周病治療可能需費時3個月甚至半年的時間。

2. 刮除牙結石。曾經看過附著於牙齒表面的塊狀硬物嗎？其實都是牙周病細菌的死骸。遇到這種情況，只靠自己刷牙是不夠的，必須靠專業人員仔細地去除牙結石，以達到確實地去除細菌。特別是大臼齒的牙周病更是治療的重點。

抗菌光動力療法於牙周病科的應用。屬於新崛起的治療方式，能夠有效地消滅牙周病菌。光動力儀器與雷射是不相同的，嶄新的治療強調無噪音、無振動，兩者的設備費用都是相當昂貴的。

2-8 大臼齒的牙周病

有關於第二大臼齒的 10 個問題：

1. 第二大臼齒是牙列中破壞最大的。
2. 第二大臼齒是最早缺失的。
3. 第二大臼齒是牙菌斑控制最困難的。
4. 第二大臼齒是對牙周基本治療，治療反應最差的。
5. 第二大臼齒進行牙周外科時，目視最困難。
6. 第二大臼齒是擔任切割的咬合力。
7. 第二大臼齒缺乏後方鄰接牙，缺乏接觸點支持。
8. 第二大臼齒遠心面的容易受到破壞。
9. 第二大臼齒與心理問題有關。
10.根分岐部容易有病變。

2-9 為什麼牙周病是難治疾病？

主要是由於不了解牙周病原細菌的緣故。國內普遍缺乏口腔細菌學的教學與研究，治療牙周病當然成為棘手的問題。近年來，把牙菌斑稱為生物薄膜，去除生物薄膜成為治療的難題，即使清除完畢後，新的生物薄膜隨即出現。一般而言，牙菌斑控制記錄（Plaque Control Record, PCR）維持在 10% ～ 20% 即屬理想。

1960 年代，實驗牙齦炎的研究證實口腔細菌扮演致病的主要原因，感染與免疫的研究盛行。如今，口腔細菌學的教學與研究已經進入分子生

物學的層次，屬於口腔細菌的基因體醫學方興未矣，極待研究發展。

再者，國人普遍缺乏平時照顧口腔的觀念與習慣，不知道牙周病竟然也是奪命的重大疾病之一。近年來，有關於牙周病治療的觀念與儀器，不斷地推陳出新。不過最重要的還是做好基本治療，仔細而耗時的基本牙結石刮除術與根面整平術還是必須再三強調的。

牙周病照顧

層次	內容
個人照顧	牙刷 輔助用具：牙間刷或牙線 牙膏 Chlorhexidine（希必泰，具殺菌作用） 牙膏 Triclosan（三氯沙，具殺菌作用） 漱口水 CHX 0.12%（希必泰溶液，強力殺菌劑） 精油（例如 Listerine®，李施德霖）
專業照顧	PTC 專業牙齒清潔 PMTC 專業機械性牙齒清潔 SC/RP 牙結石刮除術及根面整平術 健康教育、保健指導
公共衛生照顧	牙周疾病撿診、健康教育、保健指導 唾液的生化學或細菌學診斷

2-10 本土牙周病照護的挑戰

牙周病可以說人類流行率最高的疾病，世界各國都是一樣的情形。但牙周病表現也呈現出健康教育、體質人類學、社會文化學、牙醫學教育、公共衛生學等諸多差異性，堪稱最富地方色彩的流行病之一。

本土牙周病照護的挑戰

1. 健康政策方面：健康教育不彰（包括書籍、傳單及小冊等各種可能

的教育資料及教育機會），健康行為不足。

2. 體質人類學方面：本國人與外國人之間，牙齒解剖及口腔黏膜厚度的差異。

3. 社會文化學方面：缺乏對牙周病的病識感且對醫師的順從度偏低。即使牙周病嚴重也缺乏病識感。平常對口腔健康的關心不足。

4. 牙醫學教育方面：從事研究發展的人力嚴重缺乏。開業醫師普遍缺乏再教育的機會。醫療品質有待努力提昇。違反先有本土性再有世界性的共同原則。

5. 公共衛生學方面：嚴重缺乏衛生政策與管理，「牙周統合治療」的利用率偏低。

6. 政府相關單位應建立一套完整的口腔衛生保健計畫，並訂定明確目標，且鼓勵家庭牙醫師整合社區關單位和資源，推廣正確的口腔衛生知識，配合健康的生活概念，即是預防牙周疾病的最佳方案。

本土牙周病照護的挑戰

1. 健康政策方面：缺乏政策，健康教育不彰，健康行為不足。

2. 體質人類學方面：本國人與外國人之間，牙齒解剖及口腔黏膜厚度的差異。

3. 社會文化學方面：病識感不足，不尊重醫囑。

4. 牙醫學教育方面：國內缺乏多數牙醫研發人員，牙醫師再教育機會稀少。本國文之牙醫文獻極度缺乏。

5. 公共衛生學方面：醫療制度與健康保險等對疾病的衝擊。牙周病的發病原因是多面相的，因此要思考多重的照護方法。

6. 政府相關單位應建立一套完整的口腔衛生保健計畫，並訂定明確目標，且鼓勵家庭牙醫師整合社區關單位和資源推廣正確的口腔衛生知識。

2-11 勵行口腔衛生之要點

1. 加強適當的行為科學（心理學、社會學、傳播學等）的宣導與衛生教育，尤其在本土是當務之急。
2. 規則地使用牙線或牙間刷。並講究刷牙教學及方法。
3. 短期間內，適當地配合使用漱口水。
4. 定期潔牙（PMTC，至少每半年一次）及受診。刮牙結石或根面整平（刮牙結石，至少每年一次。根面整平至少每兩年一次。）

＊牙周健康需要終身刻意維護及治療。

2-12 嶄新的基因體醫學（Genomics Medicine）

最近，口腔微生物流行病學強調口腔顏面感染之遺傳基因的構造及分析，已經導出致病性可能來源的新眼光。研究這些微生物的遺傳異質性，獲得與傳播現在已經使用更有力的工具－基因體基因特徵。每一種微生物的基因特徵都可以用酵素分解，依照這種方法，我們便可以研究口腔顏面感染，特別是牙周病。

專欄：牙醫學在臺灣本土的發展

牙醫學在臺灣本土的發展，日治時代只有醫學部而無牙醫教育機構，臺大牙醫學系的前身是臺北帝大附屬醫院齒科學教室，1910 年於外科部底下成立牙科治療室（距 1890 年東京齒科大學的前身成立，僅差 20 年）。戰後，1953 年國立臺灣大學校務會議於混亂中通過設立牙醫學系，1955 年開始招生。爾後，高雄醫學院於 1957 年，台北醫學院於 1960 年分別有計劃地成立牙醫學系，顯現私校辦學的靈活性。國內牙醫學草創時期，篳路藍縷艱辛有加。雖然牙醫師需求孔急，也一直維持著六年制大

學教育，得與戰後日本的牙醫制度接軌。日本的牙醫師逐漸有長期留在大學醫院作診療、教學與研究的現象，等到一切準備妥當方才開業。與日本的牙醫教育相比，在各方面而言，國內的確有些差距。

1970 年代當時的社會環境，尚無牙醫學系的理念，牙醫學系辦學竟然淪落爲醫學系的牙醫學科，與醫學系一齊修課四年，完全缺乏牙醫基礎醫學。實際上，牙醫學系可以說是彌補醫學系的不足。牙醫學系第五年專修牙科各分科，第六年爲整年實習。在日本並逐漸發展成以研究所爲主的體制。 早期，牙醫學系畢業生大多選擇專攻口腔外科，牙周病科因爲只有毫不起眼的消極治療，故少有畢業生選擇此科；與現階段熱門的程度，幾乎是不可同日而語。

此外至 1970 年爲止，三校牙醫學系畢業生總和每年至多不超過 40 人，當年的「政府」竟然留不住這些牙醫專門職業人員，而任其大量出國流落異鄉。國內民眾口腔健康完全落空！國外的牙醫師教育都有完整的住院醫師訓練及研究所設置，而且都是以分科後的學科爲活動單位。牙醫學系校友會只有在招生場合出現，

日本牙醫師是父業子承的例子相當普遍。

比較大阪大學，舊大阪帝大比臺北帝大晚 2 年成立，但大阪大學於 1951 年成立齒學部（完成兩年預科教育以後，相當於國內的牙醫學系 3 年級至 6 年級），1953 年爲了第一屆 10 位學生實習，由原來的醫學部齒科口腔外科升格爲與醫學部醫院同等級的齒學部醫院。兩學部的醫院合併稱爲大學醫院，底下設醫科、牙科兩大部門。1954 年第一屆 10 位學生畢業，竟然有多位留在基礎教室繼續研究，歷經 65 年的經營使大阪大學齒學部無論在日本或國際，均獲有相當的學術地位。日本大阪大學齒學部在 1951 年成立，第一屆學生來自於醫學部齒學科，已經修完預科兩年課程，直接銜接齒學部課程，通稱爲學 I、II、III、IV。與美式牙醫學校四

年完全吻合。1953 年成立齒學部醫院，其定位等同醫學部醫院。爾後，各國立大學齒學部及其醫院均延用此一模式。至 2004 年因應國立大學法人化，各大學醫學部醫院及齒學部醫院，合併統稱爲大學醫院，下分醫科及牙科兩大部門。以醫師比例來計算平均是醫牙的比率是二比一。即醫科醫師有 100 人的編制，牙科醫師也至少有 50 人的編制。陣容龐大，與臺灣完全不同。牙科醫師留在大學醫院學習，工作短則兩年，長則十年以上，亦漸漸出現了。截至 2019 年底，臺大醫院有內科系及外科系，牙科部還是外科系底下的一部。與日本的制度差距有一甲子以上。遺憾的是迄今爲止，國內牙科醫政不彰，牙醫教育的編制還是居諸鄰國之末，基礎牙醫學嚴重缺乏，竟然沒有獨立於醫學系大學醫院以外的牙醫學系大學醫院，缺乏另外獨立的建築物，思考方式嚴重錯誤等均爲弊病。

由於私立牙醫學校的學費普通是 6 年三千萬日圓左右（目前約降至 6 成左右），故有國公立大學齒學部的出現適時解決高學費問題，日本的國公立大學收費標準是不問科系，只問人頭全國統一的，此點值得國內學習。此外，國公立大學齒學部爲立於不敗之地，各教授的講義也是出奇入勝地十分講究。（摘自廣島大學齒科補綴第一講座同門會誌，教室の步み教室的足跡，每年發行一次）

專欄：牙周病專科醫師

牙周病專科醫師，在日本有「日本齒周病學會認定醫師」。該學會更有認定的「牙科衛生士」專事於牙周病治療及預防。牙周病治療與牙科領域的其他治療相比較，牙周病治療內容複雜，必要廣泛且深入的知識。日本牙周病學會對於有一定臨床經驗（在大學醫院牙周病科受訓滿五年，且加入學會滿五年者。）與知識等實施考試，對合格者授與「日本牙周病學會認定醫師」。日本比較一致的作法是各科專科醫師（基礎醫學亦同）訓

練統一爲五年。日本第一位牙周病專科醫師川崎仁先生執業始於 1950 年代。

在美國，則美國牙周病專科醫師（Diplomate, American Board of Periodontology; Diplomate, ABP）則是指經考試或審查合格之專科醫師，考試資格則爲完成美國牙周病學會認可的美國或加拿大之牙周病科專科醫師訓練課程者，現今統一爲 3 年的學制。此專科醫師制度創立於 1939 年。

所以，現今的時代有「專科醫師資格」成爲世界各國一種新的趨勢。國內，也建立了牙周病專科醫師的制度，「臺灣牙周病醫學會」規定在認可的訓練機構受訓滿兩年者，得參加專科醫師考試。

無論在那一個國家，在現代接受合格的牙周病專科醫師之治療，的確被認爲是接受安全的牙周病治療之捷徑。就診牙醫診所及牙周病的診治取決於國民性、認知程度與經濟力。雖然有全民健保，可是口腔疾病的治療，依然沒有顯著的改善。最近，「植牙」治療的趨勢與日俱增，唯有經過學會認定的專科醫師，才是執行植牙手術的最適當人選。

國內的公立醫院牙科普遍只有設置牙科，完全缺乏細分科的觀念，什麼時候冒出牙周病科？對一般國人而言是新的課題。直到牙醫學研究所碩士班成立，牙周病科獨立招生方見分科的影子。國內的公立醫院牙科普遍缺乏牙科衛生師的編制，無形中降低牙醫師的治療品質，極待推動前瞻性的公共政策加以改善。

第三章　牙周病分類

3-1 牙周病分類的意義

　　牙周病分類的意義在於區分疾病的種類及方便治療，提昇臨床決策，追蹤公共衛生問題，進行醫學研究並與國際接軌。

　　牙周病分類的問題無疑是相當困難而且複雜的。牙周病分類必須建立在完全了解牙周病的發展，不僅是牙周病的專門術語而且是牙周病的分類，都顯現出其困難及複雜性。國內的牙醫師往往對牙周病分類缺乏認識，表現出來的往往是以「牙周病」一語帶過，患者也是一頭霧水。即使是 1999 年由美國牙周病學會所提出之最新的牙周疾病分類系統也仍然受到各界質疑。臺灣大學名譽教授韓良俊醫師相當重視這個問題，特別囑咐筆者將牙周病分類獨立為一章。

　　美國牙周病學會的新分類（AAP, 1999）中的大分類：

1. 牙齦疾病（G）
2. 慢性牙周炎（CP）
3. 侵襲性牙周炎（AP）
4. 系統性疾病有關之牙周炎（PS）
5. 壞死性牙周炎（NP）
6. 牙周組織膿腫
7. 牙周牙髓合併病灶
8. 先天或後天牙周相關之病變。

　　此外亦有簡單分類為：1 牙齦炎，2 牙周炎，3 咬合外傷。

簡單敘述如下：

1. 牙齦疾病（G）：通常是革蘭氏陽性菌感染，牙齦溝完整，以青少年居多，成人亦有。病例不多，大部分因修復物而引起，獨立於牙周炎之外。通常分為菌斑性牙齦炎、非菌斑性牙齦炎、牙齦增殖。

   (1) 非菌斑性牙齦炎

   - 菌斑細菌以外的感染（特殊細菌的感染、病毒感染、真菌感染*）引起的牙齦疾病
   - 黏膜皮膚病變（扁平苔癬等）
   - 過敏反應
   - 外傷性病變

   (2) 牙齦增生：牙齦纖維肥大，通常牙齦腫大；不易流血

   *真菌感染常引起重症，值得重視。也常由病理科診斷證實。

2. 慢性牙周炎（CP）：通常是革蘭氏陰性菌感染，病變已經超過牙齦溝 2.0mm 達到牙周膜（韌帶），稱為牙周囊袋。一般常見的疾病約佔牙周疾病的 8 成或 9 成以上。

3. 侵襲性牙周炎（AP）：主要是由特種細菌 *Aa* 菌感染，通常發生於青少年，牙周破壞迅速，發生率大約 1～1.5/1000（0.1%～0.15%）左右。

4. 系統性疾病有關之牙周炎（PS）：與病理科有關的諸疑難雜症。

5. 壞死性牙周病（NP）：包括牙齦壞死及牙周壞死。

6. 牙周膿瘍（膿包）：包括牙齦膿包及牙周膿包。

7. 根管病變引起的牙周炎。

8. 先天或後天牙周相關之病變。

3-2 牙齦疾病

牙齦疾病（gingival diseases）是指一種發生於牙齦組織的疾病，牙齦病病損範圍限於牙齦，而不到達牙槽骨、牙周膜和牙骨質。牙齦疾病主要包括牙齦炎性損害和牙齦增生。牙齦炎通常是革蘭氏陽性菌感染，獨立於牙周炎之外，唯病例不多，成年人還是必須考慮牙周炎的必然性。

牙齦炎性損害是指牙齒填補物、假牙或義齒等修復缺陷，導致牙齦的發炎最為常見。也就是說，牙齒填補物、假牙或義齒等與牙齦的關係是一體的兩面。

牙齦增生常因生物膜的堆積，或內服藥，常見的包括：

1. 心臟內科用藥之鈣離子阻斷劑。

2. 神經內科用藥，治療癲癇。

3. 環狍黴素，是一種被廣泛用於預防器官移植排斥的免疫抑制劑。

此外，遺傳性病變也有可能。

3-3 牙周疾病

牙周疾病（periodontal diseases）是指一種發生於牙槽骨、牙周膜和牙骨質的疾病。其中慢性牙周炎占牙周疾病的八成或九成以上。

牙周疾病常造成牙齦腫大發炎以及齒槽骨的吸收及破壞。

常見的牙周疾病包括慢性牙周炎（占牙周疾病的八成或九成以上）、伴隨而來的常見症狀包括牙周膿瘍（膿包）、創傷性咬合、牙齒動搖等。

3-3-1 慢性牙周炎 CP 的分類

美國牙醫學會（ADA）的新分類中的大分類：

美國牙醫學會的新分類

類型	描述
型 I 牙齦炎	牙周附連完整 偶而有探測流血
型 II 早期牙周炎	牙周囊袋或牙周附連喪失：3-4mm 偶而有探測流血 局部牙齦退縮 可能有 grade I 牙根分岔侵犯
型 III 中度牙周炎	牙周囊袋或牙周附連喪失：4-6 mm 有探測流血 Grade I or II 牙根分岔侵犯 Class I 牙齒動搖
型 IV 重度牙周炎	牙周囊袋或牙周附連喪失大於 6 mm 有探測流血 Grade II or III 牙根分岔侵犯 Class II or III 牙齒動搖（mobility）
型 V 難治型 & 幼年型牙周炎	對傳統療法反應不佳的牙周炎，治療後容易復發。 幼年型牙周炎。

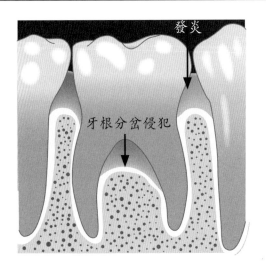

*牙根分岔，從不同路徑穿到另外的牙根。牙根分岔侵犯（Furcation involvement）是齒槽骨喪失（Bone loss or Bone defect）的結果。

創傷性咬合示意圖

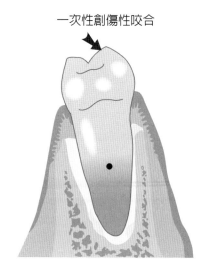
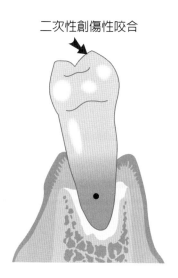

一次性創傷性咬合

二次性創傷性咬合

咬合中心點隨著牙周病的進行，逐漸往牙根方向移行。

　　外傷性咬合是容易引起加在牙周組織的外傷性變化的咬合狀態。主要原因是過高的牙科補綴物及充填物等。另一方面，咬合性外傷是由於超過生理範圍內的咬合力，或損及牙周組織的機能及構造。

　　外傷性咬合是原因，咬合性外傷是症狀（結果）。兩者常混合使用，有必要注意。

專欄：急性壞死性潰瘍性牙齦炎

　　急性壞死性潰瘍性牙齦炎（Acute Necrotizing Ulcedrative Gingivitis, ANUG）就是俗稱的「戰壕口腔牙齦炎」（Trench mouth），這是一百年前的戰爭最為普遍的疾病之一。當年以步兵作戰為主，士兵往往要跳進壕溝內一段時間，既缺乏補給又要在嚴苛的環境下生活數日，在承受外在的壓力之下，免疫力降低，造成牙周病菌急速地感染，發生牙齦壞死、發燒、

淋巴結腫脹、強烈口臭、激烈疼痛、偽膜形成等症狀，也就是急性壞死性潰瘍性牙齦炎。

　　時至 21 世紀，取而代之的當是用腦過度的科技新貴，晨昏顛倒的生活形態，極易發生同樣的病症。

　　治療：抗生素、止痛劑、漱口水（Chlorhexidine 0.12%）。

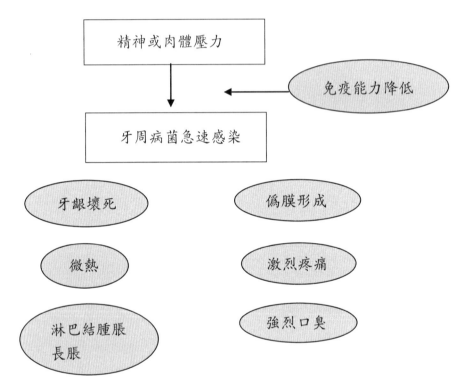

急性壞死性潰瘍性牙齦（周）炎示意圖

紓壓的方法

　　音樂、美術、園藝、購物、耗費體力地騎自行車（有氧運動）與健康心理學關係密切。

專欄：新牙周病分類

　　牙周病分類為學界共同的語言，方便溝通整個病情之進展，因此有其重要性。可是舊有的分類自 1999 年由美國學者 Gray Armitage 教授制定以來，用了一段時間未曾有更動。到了 2017 年，才有美國牙周病學會（American Academy of Periodontology）與歐洲牙周病學會（European Federation of Periodontology）邀請世界各國專家在芝加哥聯合開會，重新訂出新的牙周病分類，並於 2018 年 6 月分別揭載於各自的官方出版物 *J Periodontology*（AAP）及 *J Clinical Periodontology*（EFP）。

　　此次修正的重點，大致如下：

　　保留牙周化膿以及系統性疾病的表現，其他各種形式的牙周炎一律簡化為牙周炎。對於牙周炎、有了嚴謹的定義：

　　新增加了 Stage（分期）及 Grade（分級）的分類，在 Stage 方面有 I，II，III，IV 之分類。

　　在 Grade 方面有 A，B，C 之分類。分別為 slow rate（進展緩慢），intermediate rate（進展中等）以及 rapid rate（進展快速）。

　　在 Stage 分類的基礎是基於病情的 severity（嚴重度），complexity（複雜性）以及 extent and distribution（範圍及分布）。

　　一般而言，如果垂直骨喪失超過 3 mm 者，即自動歸類為 Stage III 或 IV。

　　所以牙醫師或牙科衛生士可以依照制式的算法，直接告訴患者：你的牙周炎是屬於 Stage（I，II，III，IV）及 Grade（A，B，C）牙周炎。

　　比起以前的分類，有大幅度的進步。此外，對於因為施行植牙手術所引起的病變也有明確地定義。

　　最近，牙種植體在國內興起，因牙種植體引起的疾病也此起彼落。最令人驚訝的是竟然找不到研究此領域的基礎醫學，包括解剖、病理、藥理

等方面的人員及機構。顯現國內牙醫學發展的偏差。

　　牙科與醫科分分合合，最近的**趨勢**是強調醫牙整合，兩者都不足以單獨存在而是需要相互合作。最明顯的例子當推糖尿病，糖尿病是國人常見的慢性疾病，**各種糖尿病的醫療照護網紛紛成立**，唯獨少了牙醫師的影子，**糖尿病的牙周病照護是屬於必要而且不可或缺的角色**。有效的牙周病照護對糖尿病患者，能達到預期不到的效果。

第四章

牙周病治療

> 牙周病醫療的目的在於防止疾病惡化、破壞牙齦及齒槽骨。避免
> 罹患重大的內科疾病。換句話說，就是藉由治療牙周病來提高生活品
> 質 QOL（Quality of life）。

　　牙周病專科醫師診斷疾病的方法由望、聞、問、切來收集病人的資料。由聞診轉移到讓患者儘量發揮的醫療面談。醫師都是協談高手。醫療面談需要兼具客觀性及技巧性。

	問診	醫療面談
目的	爲了診斷聽取病歷	了解患者
焦點	患者的疾病	把握住全身的情況
把握方法	醫療者的觀點	病人的觀點

4-1 牙周病檢查

1. 牙周囊袋檢查。
2. X 光檢查、骨吸收程度。現在大都以大片全景攝影爲主、小片根尖片爲輔。
3. 牙周病細菌檢查。
4. 咬合檢查（並非在治療台上檢查。而是需要製作全口牙齒模型，然後上咬合器*之後再開始檢查。石膏模型（白色的普通石膏即可）也可以準確地記錄軟組織及硬組織的病變狀況，是牙周病治療最好

的參考指標之一。)

5. 潔牙狀態的確認（牙菌斑記錄）。

6. 口腔內相片（一般彩色相片即可）。

7. 生活習慣與全身狀況的醫療面談。包括內科病史、生活形態、心理平衡及社會適應的綜合評估。

＊咬合器乃是在牙科醫療上以治療研究等為目的，在模型上能夠再現顎運動及咬合的各式各樣位置的一種裝置。在國外，凡是三顆以上（包括三顆）的牙橋一定上咬合器先行進行咬合調整，以期減少診療時間。由此看來，所謂全口重建必須使用咬合器。此裝置又分為全調節性咬合器適用於固定假牙，要求精準又複雜的咬合面形態，精密度要求高，屬於高價位的裝置；半調節性咬合器適用於活動義齒，僅要求兩側平衡即可，價格稍低。1930 年代設計的半調節性咬合器迄今還是最好的。2003 年 SARS 期間，筆者曾參訪新加坡牙科診所共同執業的例子，全調節性咬合器往往是一字排開，幾乎有 20 部以上之多。

＊＊外國牙醫學校有強制要求規定學生於補綴實習課時購置半調節性咬合器。反正爾後執業還是用得到。

　　牙周病檢查包括生化學（指尖血）、細菌學（牙齦溝液）、放射線學、基因體學（靜脈血）等先進的方法。目前最新的方法是將檢查的結果及牙周病致病的危險性，直接列表交給病患參考。由西雅圖華盛頓大學牙周病學專家群歷經十年的研究，發展出來的電腦軟體，目前還是受美國專利保護中。OHIS™（PreViser, Inc., Mount Vernon, WA98274; www.previser.com）under US Patent #6,484,144.

4-2 牙周病診斷

　　牙周病細菌檢查另外有特殊的方法，被視為牙周疾病診斷的輔助。

　　牙周病治療後長期維護回診的時間，大致爲 3 ～ 6 個月。重度牙周炎每 3 個月回診一次，輕度者則可延長爲 6 個月。通常安排爲 3 ～ 4 個月。牙周維護的間隔，依每個人的情況而異，分爲在家自行維護及在牙醫診所進行的專業維護。譬如：牙周病的程度，口腔衛生的情況以及全身的問題等等，其中以患者自己徹底地潔牙爲最重要。有牙醫師謂確知患者能夠準時地、確實地做好牙周維護，是執行牙周整形外科手術的先決條件。

　　牙周病專科醫師的工作，根據統計的結果（參考用）：

門牙部之牙結石刮除術	一般牙醫師	牙周病專科醫師
中等度牙周炎　PD *4～6mm	66%	79%
重度牙周炎　　PD* 6mm 以上	34%	81%

*PD 牙周囊袋深度 Pocket depth。超過牙齦溝底部的深度 2mm 以上，即歸類爲「牙周囊袋」。中等度以上的牙周炎，逐漸由牙周病專科醫師負責診治。

4-3 牙醫治療應以預防牙科爲起始點

　　要親自去體會誰是好的牙醫師。譬如專業的牙周病醫師

1. 每次是否有有作牙菌斑染色？

2. 是否有牙科衛生師作潔牙指導？

3. 是否有作假牙？容許專科醫師的專長不同。

4. 是否有使用咬合器？

5. 牙周基本治療的嫻熟度？

6. 是否有作牙周外科治療？

7. 施行牙周維護的平均患者數？

臺灣的牙醫師往往犧牲於價格的比較，罕見使用「咬合器」。這是與

先進國家的假牙治療最直接了當的差異。國內不曾使用過咬合器的牙醫師仍然是占大多數。這是正常的現象嗎？真是有很多不解的疑問。

從與醫師的言談之中，了解牙醫師的對於牙周病檢查、診斷及治療的學養、技術及能力，以及醫界同僚的互動關係等等。爾後方才決定要接受那位醫師的治療？基本上，個人家庭牙醫師的選擇，還是以地利地緣性為考量原則，方便就診，互相熟稔為佳。

4-4 預防牙周病的最佳方法就是治療

牙周病有九成是以細菌為原因而發病的感染症。為了治療疾病，有必要把成為病因的細菌去除。因為每一位患者的疾病狀態不同，首先進行牙周病檢查，把握疾病的狀態加以診斷、建立治療方針。告知檢查結果、治療的內容、刷牙指導的內容。進行性的牙周病無法只靠藥物治療，必須要有適切的外科治療。

預防牙周病的最佳方法就是治療。平日所施行的牙結石刮除術及根面整平術，清除乾淨後經 12 ～ 16 週以後，牙菌斑、牙結石又堆積到術前的狀態。定期治療的理論基礎在此。牙結石刮除術及根面整平術。屬於牙周病的最基本治療，施術率也最頻繁。新的儀器之作用，只不過是增加治療的效率。還是必須按部就班的治療。現今以基本治療為主，儘量避免牙周外科治療。

4-5 傳統的牙周病治療

以往的牙周病治療都是基於牙周外科的考量，也就是先刮除牙結石及根面整平為主，爾後再作牙周內科藥物治療，其結果患者要接受外科治療，增加肉體與精神上雙重負擔，不但不理想而且滿意度偏低，不超過10%。

　　牙周內科治療是使用位相差顯微鏡（位相差主要是要讓不清楚的或爲透明物體的生物，讓其輪廓更爲明顯）或暗視野顯微鏡檢查患者牙垢，實際確認細菌的狀態。再根據檢查結果，使用抗生素 Azithromycin、約一週的時間、以達到短期間、效率好的治療，患者也可以確認顯微鏡顯示的結果，這是一種再發性少的理想牙周病治療，治療期間也可以從目前的 1 年以上，縮短爲幾個月以內就可以結束。Azithromycin 的藥理學作用是能夠抑制細菌蛋白質的產生。使細菌不能正常生長與繁殖，因而造成細菌的死亡。此藥通常也應用於治療陰道炎。

　　也有液態刷牙藥水 Periopasta-N（目前尙未進口）的效果，具有 1. 牙垢除去作用，2. 口臭抑制效果，3. 預防齲齒。此外，對眞菌也有優異的抗菌力：使用 1 週間的程度，以位相差顯微鏡觀察，細菌的數目急劇地減少，而且細菌的種類也大爲減少。當然，症狀也有改善，口腔中沾黏的感覺消失，變得十分清爽。

　　向來一般牙周病治療的流程說明如下

(1) 基本檢查

(2) 刷牙指導（牙垢染色紀錄）

(3) 牙結石刮除、牙齦清掃

(4) 再檢查 ⇒ 治癒

(5) 根面整平（再清除深的部位）

(6) 再再檢查、精密檢查 ⇒ 治癒

(7) 牙周外科手術（必要時，需外科手術。）

(8) 再精密檢查 ⇒ 治癒

(9) 牙周維護（半年～ 1 年後）

（檢查內容包括、囊袋測定、動搖度、牙菌斑指數等、精密檢查、或
　更細的步驟）

以上的流程是固定的處置法。

通常的治療期間也分為檢查、再檢查、再再檢查、精密檢查等、進行多次檢查。此外，牙結石刮除、根面整平也分為 4～6 次進行。因此牙周病治療是很花費時間的。即使花費多數時間與診次也未必能治癒。擁有這個觀念是必須的。

牙周病是牙周血管疾病（Periodonto-vascular disease）；牙周病也是齒槽骨溶解的疾病，重症的情況是無法治療。雖然有再生療法（GTR 法，Emdogain®），也有適應條件的限制。

初期牙周炎	中等度牙周炎	重度牙周炎
基本檢查		
潔牙指導（牙垢染色紀錄）		
牙結石刮除，修正牙齦形態		
再檢查		
	根面整平 （再清除深的部位）	根面整平 （再清除深的部位） 再檢查、精密檢查
↓	再檢查、精密檢查	
	↓	牙周外科手術
		再檢查、精密檢查
		↓
治癒		
牙周維護（半年～1 年後）		

一般牙周病治療的流程

4-6 最新的牙周病治療～牙周內科治療

牙周內科治療乃是基於感染與免疫的觀念，所提出的治療方法。

牙周內科治療與牙周外科治療的比較

項目	牙周內科治療	牙周外科治療
患者的負擔	完全不痛 精神及肉體的負擔少 對患者而言是優良的治療	術後疼痛 精神及肉體的負擔大
潔牙指導	刷牙指導得以短時間內完成	需要徹底地潔牙 形成一種負擔
藥劑使用	一次使用完畢	每一次外科治療，都需要藥物
治療時間	短（數日即見效果）	長
治療預知性	以位相差顯微鏡觀察 即時判斷治癒的難易度	缺乏診斷標準

4-7 牙周病與藥物療法

牙周病主要的致病因素，是充滿於口腔的牙周病原菌。除了上述的非手術性療法之外，以藥物除去浮游微生物，也值得特別重視。也就是說使用藥物治療必先作好基本的非手術性療法，再併用之。藥物治療是輔助性的角色。比較常見的有下列諸藥物。

1. 含碘製劑（Isodine®，明治公司）的漱口液，具有優良的殺菌及洗淨作用。

先製作一個盛藥的牙托。利用牙科藥物遞送法（Dental Drug

Delivery system, 3Ds）浸潤含碘的軟膏於牙齦之上，每天 2 次每次 5 分鐘連續 2 週，可以大幅度改善牙周炎。

Isodine® 自 1956 年在日本上市迄今，已經成爲家喻戶曉的藥品。有時也用來防止一般感冒及扁桃腺炎。

2. 多酚製劑，比較耳熟能詳的當是李施德霖藥水 Listerine®。

3. 希必定溶液 Chlorhexidine Gluconate，使用於口腔的希必定溶液是 0.12%，屬於處方藥。長期使用希必定溶液可能使牙齒變成褐色，味覺改變，故不推荐長期使用。此外，也有 0.04% 到 0.1% 的製品，不屬於處方藥，購買時宜仔細觀察。

4. 抗生素軟膏（Minocycline，商品名 Periofeel®）直接打入牙周囊袋內，應用於牙周囊袋制菌。

5. 咪唑尼達 Metronidazole 主要針對厭氧菌有效。作完 SC/RP 之後，再謹愼使用咪唑尼達（與其他抗生素併用），可以有效抑制進行性牙周炎。通常牙科感染例如牙根尖膿包、牙周膿包及牙冠周圍炎亦常以本藥與 Amoxicillin 合併使用。

目前，牙周病藥物治療並未納入國內健保給付範圍之內。

一般稱爲生物膜（牙垢）的細菌凝塊之中，因爲漱口水無法達到囊袋深度。完全地殺菌是很難的。重點是口腔清潔，基本上還是以使用牙線、牙間刷及刷牙爲主，漱口水的角色只不過是必要的輔助而已，加強除去浮游細菌。

口服抗菌藥對牙周病治療有效？

爲了擴大牙科醫療的幅度，必要有「口腔內科」的創意。

「抗菌藥對牙周病治療有效」也有實證醫學來證實。

然而，藥物並不是牙周病治療的第一選擇。

爲什麼？牙周病治療成功的關鍵是牙周病基本治療。

牙周病治療以患者、牙醫師、牙科衛生師三者爲共同體，進行治療。

「以抗菌藥來治療牙周病」，是錯誤的想法。

「抗菌藥對牙周病原菌有效」才是正確的表現。

4-8 整合牙周病學（Integrative Periodontology）

牙周病的多因子性疾病，包括細菌因子、宿主因子、環境因子、咬合因子。以前曾稱爲齒槽膿漏症。隨著老化導致牙齒脫落的疾病與原因，尚未完全解明。由於牙周細菌的感染得到證實，牙周病治療起了很大的改變，機械式地除去牙菌斑細菌之外，潔牙指導也普及化。建議至少一次接受專業的潔牙指導，通常或需要額外費用。不只是牙周病菌的機械地除去，從感染防止的觀點，也進行藥物（抗生素）的投與（牙周內科治療）、對於多因性疾病也有多樣化的努力。

牙周病的傳統醫學治療，是指完全了解牙周病、牙菌斑以及牙周治療的相互關係之後，再提供輔助治療的機會，藉以調整體質、增強免疫力。牙周病不僅是口腔的疾病，與全身的狀況及免疫學的關係很深，牙周病是口腔疾病的代表之一。

日本有所謂口腔漢方，屬於口腔內科的範疇，均由受過傳統醫學訓練的牙醫師來擔任，在牙醫診所完成交付漢方藥。在日本，法律明定牙醫師

不僅是診治口腔疾病之名稱獨占，而且是業務獨占的專門職業，因此不可能發生漢方醫師診治口腔疾病的情形。中醫師解釋口腔疾病，與牙醫師的思考模式或不盡相同。

日本口腔內科學會專司中醫藥的服務、研究與發展，此一範疇都是有西方基礎醫學背景的牙周病學者正在從事的工作。總而言之，口腔疾病是細膩而複雜的，未來的趨勢將是需要融會貫通所有各科的知識，來作廣泛而綜合性的治療。

> 所謂整合治療（Integrative Medicine）是指合理地結合食物療法（食療）、順勢醫療(指西醫之外的療法、替代醫學）、傳統醫學等，基於實證通常進行的完整醫療之合併療法。
> 包括：1. 牙周內科藥物治療
> 　　　2. 牙周醫學
> 　　　3. 宿主因子功能的賦活

4-9 細菌療法（2011 年 6 月發表）

預防醫學先進國瑞典的 BioGaia 公司，介紹了一種來自人類母乳的乳酸菌，最新的細菌療法或稱益生菌療法。就診一般牙醫診所，不只是患者的口腔內管理而已。也支持著全身的健康管理及健康促進。「口腔內科」乃是利用益生菌改善人類口腔內細菌的平衡，對全身諸疾病的預防，有利於治療輔助，中文翻譯為羅伊氏乳桿菌（*L. Reuteri*）或洛德乳桿菌，亦稱做 R 菌。乳鐵蛋白（Lactoferrin）是抗微生物的尖兵，被應用於牙周治療上。最近的研究發展（廣島大學二川浩樹教授）就是把乳酸菌放入優格飲料中，足以達到普及化的結果。L8020 商品化，臺北市內藥房也買得到！

口腔「內科」的領域

　　「口腔內科」是人體口腔內細菌的平衡，利用益生菌來改善。有利於全身諸疾病的發病預防、治療輔助。由瑞典發展出的嶄新領域。

　　益生菌的主要臨床試驗（治療）：

1. 確認抑制 5 種類的牙周病菌。

2. 與 SC/RP 併用，治療效果約三倍。

3. 益生菌對口腔組織的附著效果。

4. 來自於益生菌的感染症預防。

4-10 牙周病也有疫苗嗎？

　　某些疾病如天花或小兒麻痺都具有特效藥及預防接種的疫苗。疫苗都是以失去活性的微生物或病毒，注射入人體，引發輕微的感染，使抗體增加，當身體再遭受細菌或病毒攻擊時，抗體可以殺死它們。

　　從這個方向思考的話，牙周病也有疫苗嗎？饒富趣味性。其他疾病大都屬於單一菌種感染，牙周病感染卻是多菌種的混合感染，製造在多菌種的疫苗有事實的困難。目前的科技發展中，因此牙周病疫苗朝向細菌的遺傳基因（口腔生化學）發展。

4-11 牙周維護

　　牙周維護檢查的項目包括 1 牙周囊袋檢查。2 X 光檢查。3 口腔內攝影。4 咬合檢查，包括修復物、假牙或義齒的檢查。5 牙菌斑檢查。（通常是健保以外的項目）

　　牙周維護亦稱爲支持性牙周治療牙周維護指的是作完非手術性治療之後，定期（至少每3個月或半年）作適當的追蹤治療，且必須持續終身。其內容包括：

　　1. 齲齒及牙周病檢查，包括牙周囊袋檢查及放射線檢查。

　　2. 重複進行牙菌斑控制及牙周結石刮除。

　　3. 塗氟並給予適當的口腔衛生指導。

　　4. 檢查所有填補物、假牙及義齒是否合適。

　　牙周維護的重要性在於維持口腔健康。病人對牙周維護治療的態度，往往可以做爲後續治療的考量，以避免日後的醫療糾紛。

4-12 牙周復健

　　假牙及義齒。爲明確區分兩者，本書採「固定式的稱爲假牙，活動式（可以取下的裝置）的稱爲義齒。」兩者皆稱爲牙科補綴物，最近的說法，強調「牙科補綴學是提高生活品質之長壽科學」。牙科補綴學的範圍從缺一顆牙齒開始到全口缺牙，甚至包括因外傷或癌症而缺損的顎面補綴等均屬之。固定式假牙與活動式義齒常混合使用，缺乏明顯的界限。是牙醫師平日診療最頻繁的工作之一，日本雖然有牙科補綴專科醫師制度，但法令規定「牙科補綴」（假牙、瓷牙）不得作爲市招廣告。

4-12-1 牙周病與假牙或義齒的關係

　　日本的大學醫院補綴專科醫師訓練過程，前兩年必須親自完成所有的技工工作（大學醫院只提供必要的設備與材料而已，其他完全靠自己的努力，雖然如此，補綴科仍然是熱門科系之一。），也唯有如此訓練對補綴臨床才有所幫助。由於預防牙科的普及再加上勵行專業性機械式牙齒表面清潔、結石刮除術與根面整平術（PMTC, SC/RP）等工作，儘可能維持用

自己的天然牙齒來咀嚼越來越普及。即使年逾八旬的年長者還可以炫耀自己的自然齒。雖然如此，補綴專科還是有其必須性。

固定式的假牙，一般適用於青壯年時期，基於生物力學的考量，為防止過大咬合力，造成支台齒受力過度而損傷，一單位的假牙以連續缺牙不超過兩顆，總共四顆為上限的基本原則。假牙的製作必須合乎牙齒形態的要求，其中以咬合面的形態必須特別講究，是故假牙的價格無法壓低。雖然需要把支台齒磨小，然而固定式的假牙還是有其必需性。

活動式的義齒，分為局部或全部兩種，前者缺多顆牙，後者全部缺牙的症例，並非僅限於中老年。其中以全口活動義齒尤其需要醫師熟稔的功力，否則常會失敗。（也因此對國內各地方政府提供年長者全口活動義齒的策略感到十分疑惑，有那麼多牙醫師能夠提供全口活動義齒的醫療？）近年來，由於植牙的風氣日盛，常常為了增加固持的效果，而建議患者試行植牙手術，然後再加上義齒治療。至於牙周補綴則在牙周病治療之後，所進行的假牙或義齒製作。其要點首先要控制牙周炎的狀態，其次是避免咬合性外傷。

總而言之，固定假牙與活動義齒常常混合使用於同一口腔內，兩者之間並沒有嚴格的分界而是相輔相成的狀態。

牙周病與假牙或義齒的關係可以說是一體的兩面。只有作好假牙或義齒而不顧牙周組織健康的話，等於功虧一簣，還是屬於治療失敗的症例。牙周病學可以說是兼具基礎醫學與臨床醫學的特徵，具有舉足輕重的角色。

4-12-2 審美牙科

審美牙科是由填補蛀牙的牙體復形科發展而來的，主要是基於美觀的要求，發展出前牙的磁牙貼片。牙體復形科與補綴牙科的固定假牙，幾乎

就是混合稱爲修復牙科（Restorative Dentistry）。

現代審美牙科的三大裝備：

- 3D 電腦斷層掃瞄（能夠解析至 1/100mm 的程度），與家用電腦連線。
- 顯微鏡手術（應用於牙周、根管、修復物等臨床），顯微鏡牙醫時代來臨。
- 電腦輔助設計與製造（CAD/CAM）假牙。

在臨床牙科上，維持牙齦的健康，相當重要。此工作在國外大都有專業的牙科衛生師負責。日本有爲數不少的牙科衛生士學校，大部分是高中畢業後的三年制度課程，甚至也有由各縣市的牙醫師公會開辦的。其設置的標準，首先師資、設備要獲得厚生勞動省的認可，確保畢業生能夠獲得參加國家考試的資格，方才可能招得到學生。日本的衛生士訓練講求實際操作，其學制逐漸延長爲四年制學士班，而且有碩士班的成立。碩士是從事公共衛生必備的資格。美國的牙科衛生師甚至有不少進修到博士學位者。可見牙科衛生師是熱門且必須有的行業。

4-13 牙周病問與答

1. 牙周病是什麼樣的疾病？

牙周病是一群疾病的統稱，普通包括牙齦炎與牙周炎。牙齦炎僅限於牙齦溝發炎，牙周炎則是超過牙齦溝，造成牙周韌帶及齒槽骨發炎及破壞。此外，牙齦與牙齒分離，就形成牙周囊袋，它是牙周病細菌堆積的地方。

2. 牙周病有什麼樣的症狀？

牙周膜部分及支持骨頭發生慢性發炎和破壞，當牙齦纖維及牙周韌帶被破壞後，牙齦緣便跟牙齒分離，如此便形成了牙周囊袋，牙周囊袋越深，骨頭破壞越嚴重時，牙齒就更加鬆動。

3. 影響牙周病的因素有那些？

牙周病是一種慢性細菌性發炎疾病，其可怕處是在不知不覺中破壞支持牙齒的地基。牙周病除了牙菌斑致病因素以外，還有環境因素（吸菸、口腔清潔不佳、壓力、睡眠不佳）、宿主因素（糖尿病）、咬合因素等等。

4. 牙周病的治療，嚴重的地方還需要開刀，有必要嗎？

牙周病的治療包括基本的牙結石清除術及根面整平術。牙周囊袋（PD）深度，超過 6 mm 不代表一定要手術，應從基本的牙周治療開始，接受口腔衛生訓練，根面整平。針對牙周病的翻瓣手術，主要目的有二：(1) 深部清潔，(2) 減少牙周囊袋深度。

5. 洗牙為什麼沒有除去菸垢？

俗稱的洗牙就是牙結石刮除術。除去飲食（如茶、咖啡）、抽菸或嚼檳榔所造成的色素沉積，屬於 PMTC 專業性機械牙齒表面清潔。

6. 洗牙會影響牙齒？

牙醫師通常使用超音波洗牙機，將牢牢附著於牙齒表面的牙結石予以震碎。因此正確地操作超音波洗牙機，並不會損及牙齒表面的。但是如果牙齦退縮造成牙根暴露，此時產生的酸痛等不舒適，可以藉由塗抹藥物或使用雷射將暴露的神經小管以藥物或燒灼予以封閉。

7. 患有牙周病，每半年洗一次牙即可？

牙周病的主要原因是口腔清潔不徹底，造成細菌得以形成牙菌斑繁殖，進而分泌毒素影響牙齦以及齒槽骨。平日勵行 (1) 每天使用牙線，(2) 正確的刷牙，(3) 改善生活習慣，(4) 定期做牙結石清除術。嚴重者甚至必須手術治療定期追蹤，避免牙周病惡化或再發！ 患有牙周病，每半年洗一次牙是底限，必要時得斟酌病情而提早就醫。

8. 牙周病可以吃藥治療嗎？

目前針對牙周病細菌有嶄新的內科療法。其方式是先以位相差顯微鏡確定

牙周病細菌的活動性之後，先服藥 Azithromycin 一週後以抑菌，此藥主要的作用，是能夠抑制細菌蛋白質的產生。使細菌不能正常生長與繁殖，因而造成細菌的死亡。此藥是處方用藥，健保不給付，只適合於短期使用。爾後，再進行傳統的牙結石刮除及根面整平治療。

益生菌（優格之類發酵乳）療法也值得推薦。日本已經出版有關於益生菌與牙周病治療的專門書籍。除此之外，一些碘的軟膏 Isodine® 盛裝於藥物維持器之上，被用來做消毒殺菌用，即牙科藥物遞送法的應用。針對牙周囊袋的治療，現在有凝膠式的 Periofeel® 牙周殺菌用藥，直接施放於牙周囊袋之內，使藥物慢慢溶解並肆出。此藥由牙醫師親自施予，健保不給付。

9. 吸菸及糖尿病對於牙周病的影響

造成牙周病的主兇是牙菌斑，相對來說「抽菸」是使牙周病惡化的因子。香菸裡面的尼古丁會使得血管收縮，循環能力降低，造成牙周復原力下降。糖尿病是糖分過高而引起的血管性病變，牙齦正好是血管豐富的組織，所以糖尿病與牙周病兩者互相影響。甚至於治療其中一項，另一項即有改善的現象。

10. 植牙的禁忌

(1) 抽菸，(2) 糖尿病，(3) 牙周病未治療妥當者，(4) 口腔衛生習慣不良者，(5) 骨質不佳（例骨質疏鬆症），(6) 骨量不足（需要補骨粉），(7) 立即承受咬合力（即拔即植）。

11. 牙周病有替代療法？

坊間尚有一些雜音例如：扣齒、按摩牙齦甚至中醫等奇奇怪怪治療牙周病有效的說法，均未有科學證據證明有效，徒然道聽途說而已。

4-14 牙醫行政的必要性與急迫性

　　非累積相當的臨床牙醫經驗，無法感到牙醫行政的必要性與急迫性。牙醫行政屬於公共衛生的健康政策與管理之範疇，爲改善牙醫診療行爲所作的措施。民眾就醫的品質，值得深入探討。建造安全無慮的就醫環境，是第一考量。牙醫行政官僚應該由熟悉牙科醫療者擔任較爲妥當，不然就容易出差錯。牙科醫療有別於其他科醫療，有不大相同的思考模式，是故行政業務應該獨立較妥。

　　有執照的牙醫師與有能力治療的牙醫師是有很大的差距。國內大致已脫離「缺少牙醫師」之苦，但是牙醫師人數眾多，良莠不齊在所難免。一般說來，曾經有住院醫師經驗者略爲上乘，醫學社會學正強調此點。牙醫師的執業年資也是蠻重要的參考因素。

4-15 總結：牙周病治療

　　中山醫學大學講座教授蔡吉政醫師說，臨床上牙周病的治療分爲三個階段。

第一階段：基本治療正確的潔牙是牙周治療成功的關鍵

　　因此牙周病專科治療首重教育病人如何以正確的刷牙來維持高標準的口腔清潔。接著醫師以洗牙機清除齒齦上或特殊器械深入到牙周囊袋底部，徹底清除牙根表面牙菌斑、牙結石及被汙染的齒質，使牙周組織能貼緊牙根表面，恢復健康。此療程可能會花上一個多月的時間，大多數牙周病患經此階段已有滿意的治療效果。

第二階段：牙周手術

　　基本治療仍無法解決的情況，便需考慮手術治療，手術的目的是爲了

達到更有效的清創，及更加確認破壞的型態，必要時評估牙周再生手術的可行性。

第三階段：維護治療

牙周病經過積極的治療後，每隔一段時間需回診和保養（通常是半年，但中度與重度牙周病患者爲 2 ～ 4 個月），才能確保牙周健康並減少牙周病的復發。

4-15-1 植牙手術面面觀

擔任植牙手術的醫師，以美國爲例：完成美國牙周病學會認可三年全時間的牙周病科專科醫師訓練課程者，取得牙周病專科醫師應試資格。根據美國牙周病學會的規定，牙周病科專科醫師訓練過程相當緊湊，除了必要的基礎學科與臨床學科之要求以外，還必須在牙周病科專科醫師指導下，實際有 300 例以上牙周外科手術之要求，如此才能取得專科醫師應考資格。規定嚴格，患者也比較有保障。

相反的是國內醫療改革基金會收集近一年資料，統計出植牙醫療糾紛前四名，分別是術前評估不周、植牙技術不佳、收費契約不實、醫病溝通不良。其中，又以「術前評估不周」就是未曾接受完善的牙周病科訓練，並累積必要的個案數，以致手術失敗或傷害的爭議最常見。

植牙後，應該勵行口腔清潔，與牙醫師保持適當的聯繫或回診。假如缺乏適當的照顧及維持口腔清潔，而在術後 6 個月以上，突然找牙醫師評估植牙的成功或失敗。往往是患者側的問題，不再是醫師側的責任！切記爲要。植牙也有牙周病的困擾，這必須事先了解，並努力做好牙周維護。

國內的健保已經實行了 20 年了，政府當局往往宣稱說國內的醫療支出始終維持在最少的支出，卻作了最大的貢獻，並藉以宣揚「政績」，的確過度解讀「數據」，常被數據所迷惑，易生差錯。

然而，事實上不看健保的牙科專科醫師有增無減。顯示國人還是願意付費以求得高品質的牙科醫療，殆無疑義。其實，牙科健保費用始終維持在錯誤的最低標準，難怪自費的植牙手術一支獨秀。

> 植牙手術前，牙醫師必須嫻熟斷層掃描術及其判讀的精密度。否則只有極少的偏差，足以造成全功盡棄的後果。因此所謂執行植牙的醫師可能大幅度地削減。
>
> 此外，國內的牙醫師普遍缺乏牙周病學及口腔微生物學的知識與訓練，也是植牙失敗的重大原因之一。

國內的植牙手術已經頗為普及，但是對於植牙手術的關鍵因素，幾乎是只有少數人注意的前置作業。譬如：電腦斷層掃描的精密度要求應該可以達到 1/100mm 的程度，已屬常規作業。以此斷定未來植牙手術的品質之優劣與風險性是絕對必要的，只有一般牙科 X 光攝影顯然是不適當的。植牙與解剖學的相關問題：

1. 上顎竇的問題。其實上顎第一大臼齒的牙根尖與上顎竇的距離，幾乎是一層薄膜而已。所以進行上顎第一大臼齒的植牙手術時，很容易穿入上顎竇，引起上顎竇種種擾人的問題。

2. 下顎齒槽神經 inferior alveolar nerve 或頦神經 mental nerve。下顎則要避免碰及下顎齒槽神經或頦神經，以避免造成麻木。頦神經為下齒槽神經的末端分枝。此神經支配臉頰下半、下唇及下巴皮膚。

X 光判讀，宜由牙科放射線科專科醫師為之。國內的情形，以為購置高昂的裝備，即可取得診斷優勢。事實上，診斷並非想像中的容易。常有誤差出現。

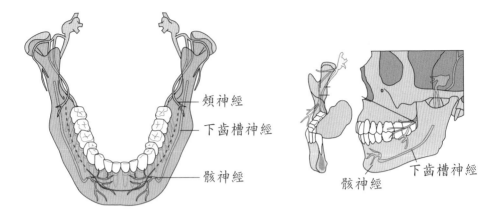

頰神經

下齒槽神經

頦神經

頦神經

下齒槽神經

頦神經

　　斷層掃描設備的進步，最近由醫科用斷層掃描設備改良成為牙科專用的設備。牙科專用錐狀射束電腦斷層掃描（Cone-Beam Computed Tomography, CBCT）特點：

1. 攝影範圍縮小，精密度要求更高。可以進行 3D（三維立體）攝影。

2. CBCT 可應用於牙周病診斷、植牙、矯正及牙髓病學（根管治療）等臨床醫療。

　　植牙手術不只是技術，而是一整套的學問。據醫美學會的估計，合乎標準的醫美診所大約 1000 家只有 23 家合格。以此類推植牙診所，應該也不遑多讓。

專欄：老人口腔醫學

隨著人口的老化，國內老人人口的比率從 7%（1993 年）。跳到 14%（2015 年），緊接著馬上又要跳到 20%，增加的速度之快，令人驚訝於老人人口的快速成長。老人口腔醫學的重點，除了本來的補綴牙科之外，還增加了吞嚥障礙以及老人常見的多重疾病、多重用藥等諸多新的課題。

日本老年齒科醫學會

日本老年齒科醫學會成立於 1990 年代。今年適逢創立 30 年、每年約有 300 人入會成為比較活躍的學會。該學會的教授主要來自活動假牙科，其主要的專長為活動假牙，人工植牙與處理老人特殊疾病。日本老年齒科教學的特色：實際體會撐拐杖、強調口乾症、吞嚥障礙等問題導向小組教學（PBL）。前幾年已經把口腔機能低下症候群（Oral Frailty Syndrome, OFS）列入為新的病名，新年度的工作計畫便是把口腔機能低下症候群的檢查及管理納入為醫療保險的項目。

老年齒科醫學的概況：

全體民眾層次		對口腔的關心度降低 齲齒、牙周病、牙齒缺失
地區保健事業層次	口腔虛弱症候群	說話不流暢、食慾降低 無法咬的食品增加
牙醫診所層次	口腔功能降低症	口腔不潔、口腔乾燥 咬合力降低 舌口唇運動功能降低 舌壓降低 攝食嚥下功能降低 咀嚼功能降低
專科醫師層次	口腔功能障礙	攝食嚥下障礙 咀嚼障礙

＊舌壓降低導致攝食嚥下功能降低
引用自 Japanese Society of Gerodonotology 2016

專欄：抗衰老牙醫學

　　「身體年齡」—做為個人衰老度的判定。而「身體年齡」由檢測血管年齡、內分泌年齡、腦年齡、骨年齡及肌肉年齡等五種重要器官的年齡來分辨其老化程度並找出原因並提早預防及治療，均衡的衰老才是健康長壽的關鍵，任何其中一項特別老化就要馬上矯正改善之。保持全身均衡的延緩老化才能活得更久，更健康！從更年期開始女性荷爾蒙分泌降低，容易引起口腔乾燥症狀等。合併牙周病、牙齒喪失等，可以預想赴牙醫診所的機會增加。其他還有與失智症有關連的牙周病、牙齒喪失等的口腔疾病，世界上首次以體外培養的方法成功地介紹了最新的研究 —— 牙齒再生，抗衰老牙科醫療的心理學手法，有關於植牙治療，從各種不同的觀點學習抗老化牙科醫學成為必要。

　身體年齡包括：

　1.血管年齡，2.內分泌年齡，3.腦年齡，4.骨年齡，5.肌肉年齡。

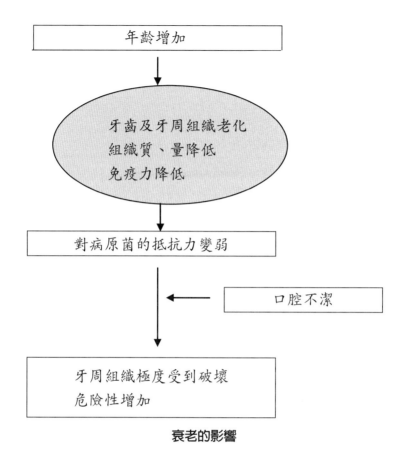

衰老的影響

專欄：牙周病與雷射（光電醫學）

　　光電醫學的應用，診斷方面有光學相干斷層掃描（Optical coherence tomography, OCT）是一種光學信號獲取與處理的方式，也是一種臨床用的立體顯微鏡，美國加州大學各校區已經使用中。治療方面有光動力療法及雷射。

　　傳統的牙周病治療以結石刮除術與根面整平術（SC/RP）為主，現在以雷射治療進行外科手術，取而代之地是以雷射光線來除去牙周病菌。雷

射治療不產生震動與聲音，的確帶來劃時代的改變。目前使用的牙科雷射約有 7 種之多，變化甚大。

　　雷射治療是以雷射光線照射病灶之治療。因爲在極短時間內照射，感覺疼痛的時間短暫。正確地說因爲不適用於健保，醫療費用相當可觀。因爲有關其效果的負面報告幾乎不存在，所以推定使用雷射光線照射裝置的牙醫師也會增加。唯一比較苦惱的是設備費用高昂，診療費用也就低不下來。因爲高額費用的雷射治療，而且必須每隔數年重複治療一次。雷射治療對牙周病是有效地治療之評價已獲得肯定，牙周治療有逐漸趨向自費治療的趨勢。

專欄：口腔微生物學與牙周病學

　　1970 年代，臺灣的牙醫學系幾乎都缺乏此科的教學，更遑論服務與研究。牙醫師天天幫病患洗牙，幾乎沒有更進一步地了解口腔微生物學。目前，國內醫界對牙周病之致病牙周病菌有基本的認識者，也是稀少到屈指可數的地步。反觀國際學界，逐漸知道口腔微生物學具有舉足輕重的重要地位。研習牙周病學也必須修習口腔微生物學，成爲一體的兩面。口腔微生物學研究的專門化，也分爲牙周病菌、齲齒菌及眞菌等，各自專精於某一種細菌而已。重大的發展是細菌的遺傳基因分析已經成爲常態。

益生菌治療的展望

　　未來將由了解微生物的生態學，試圖以活的微生物作用在生物膜上，改變微生物的生態，達到治療牙周病的目標。

專欄：洗牙與成本效益分析及成本效率分析

成本效益分析及成本效率分析首先由工程經濟學發展出來的。爾後逐漸被應用於政府部門，更及於健康照護。在臺灣，洗牙（正確地說應該是牙結石刮除與根面整平）是屬於醫療行為，必須由牙醫師親自為之。實際上，牙醫醫療比臺灣先進的國家反而由國家考試合格的牙科衛生師來負責此一工作。牙醫師洗牙是成本高、報酬率低的治療項目，更何況技術性不高，牙醫師洗牙徒然浪費牙醫師人力而已，有極大的商榷空間。臺灣的健保洗牙與日本每一患者的牙結石刮除，由牙科衛生士負責至少排上 40 分鐘以上。治療的品質幾乎是不可相提並論。事實上，不只有是牙醫臨床，經過專業訓練的助理人員執行簡單的醫療行為，不僅品質比較好而且效率比較高。（參考臨床心理學家的個案）。

專欄：唾液診斷學

背景：過去 10 年，將唾液作為診斷的材料備受注目，也就是基礎研究應用於臨床的成功事例。現代由於奈米科技的發達，也被實證了唾液成為檢出疾病進行的診斷材料，變成為得以充分分析的對象。

內容：作為診斷的材料，唾液得以非侵襲性的方法取得。唾液腺特異地分泌唾液。

血液檢查的優點是對多數檢體而言，是比較便宜的檢查法。由於採取唾液之過程中，感染的危險性比較少的優點。相對於採取血液常遇到困難的被檢驗者，例如：兒童、殘障患者、或抽血時焦躁不安者均能夠適用。

唾液是具有臨床意義的生物標記，由於高感度檢出技術進步的組合，成為診斷首選的檢體。唾液診斷學得以迅速發展的重要原因之一。

專欄：牙周病治療的最新發展

1. 牙周內視鏡（Perioscopy®）類似於胃鏡、大腸鏡，將罹病部位放大影像，以利於外科手術除去牙結石以及修整牙齦或齒槽骨。與顯微鏡術同意義。

2. 口腔健康資訊系統（Oral Health Information Suite, PreViser ®）一種電腦軟體。能夠很簡單又清晰地向患者預測牙周病的危險性。此乃美國西雅圖華盛頓大學牙周病學教授群歷經 10 年的研發，目前仍在專利保護中。

3. 光動力療法 Photodynamic therapy 在牙科是作為殺菌治療法。

   從數年前開始，以歐美為中心的牙科治療不再使用抗生素，作為對身體比較好而且安全的治療，光殺菌治療急速地普及。此法是以光感受性膠狀物（果凍）浸透於細菌之中，然後以光殺菌是劃時代治療法。此外，最新的發展更有以二極體 LED 裝在牙刷上，企圖達到殺菌的效果。

第五章　保持口腔衛生

5-1 預防對策～潔牙

> 口腔清潔的工具，包括：1. 牙線，2. 牙間刷，3. 牙刷，4. 牙膏。
> 這幾項，都是民生必須的日常用品。

不只限於牙周病，常見的齲齒也是需要清潔口腔來預防。對牙齒最基本的照顧還是潔牙，仔細地潔牙當然是最要緊的事。牙齒有沒有刷乾靜，推荐使用牙垢染色劑。牙垢染色劑能夠與留在牙齒上的牙菌斑結合成為紅色，此法廣泛使用於牙科診療室，作為得知牙菌斑控制的參考。當然，也可以買回家，每月使用一次檢查刷牙刷不到的地方。

> 口腔清潔以刷使用牙線為主，並配合刷牙、牙間刷。
> 牙線、牙間刷的比較：
> • 使用牙線，技巧性高，需要學習。拉緊的牙線能夠緊貼牙齒表面，清潔效果較佳。另外有牙線支持架 Floss Holder，增加使用時的方便性。
> • 使用牙間刷，操作比較簡單，除垢效果佳。但是從舌側面進入的操作，似乎比較困難。牙間刷還有電動製品上市。

牙線、牙間刷都被用來清除牙縫之牙菌斑，為必要器具。其中，又以牙間刷的除垢效果較佳。

漱口水則被視為有效去除浮游微生物所必須使用的藥劑。漱口水不可

以長期使用，以免造成口腔細菌生態的改變、牙齒著色、傷及口腔黏膜等不良後果。有某些國家禁止將漱口水長期使用於口腔黏膜之上。

除此之外，還有許多照顧口腔衛生的產品，包括：牙粉、牙垢染色劑、光學（能量）牙刷、沖牙器等等。意外的是使用漱口液（優碘之類的藥物）預防牙周病也可以有效抑制感冒、預防口臭及乾口症。

沖牙器，簡單地說就是加強水壓的水柱。要學習使用要領，使用後的效果差異甚大。

光能量牙刷（Solar toothbrush-3）光能量牙刷是採用半導體與水的電光學能量交換的原理、世界上首度應用於牙刷。對於造成齲齒、牙周病、口臭的原因之牙菌斑等，具有容易分解的效果。

5-2 刷牙的死角

刷牙時的刷不到的死角有：1. 咬合面之溝隙，2. 牙縫，3. 牙齒舌側面（內側），4. 唇頰側齒頸部 1/3 部位。

最重要的當是刷牙之後、依序使用牙間刷或牙線，最後使用漱口水去除浮游微生物。

說來也怪，牙齒和牙齦的健康有助於預診癡呆症。南加州大學研究表明，35 歲之前有牙周病的人，老年時患癡呆症的機會比沒有的人多四倍。其他研究亦顯示患牙齒及牙齦病患的長者在記憶力和認知能力測試上得分較低。專家們推測是由於口腔感染炎症影響大腦遷移。

5-3 牙刷的選擇

市面上，牙刷、牙線的種類琳瑯滿目，該如何選擇，才能做最有效的清潔呢？選購牙刷時，除了要了解商品特徵之外，要選擇合乎個人之牙刷

的大小及刷毛的硬度等。

5-3-1 **牙刷選擇的方法**

　　牙刷的選擇，要配合牙齒的排列及口腔的大小來選擇牙刷的大小，配合牙齦的健康狀態來選擇刷毛的硬度。

　　頭小的牙刷，在牙弓轉角處，或上下前牙的內側，刷起來比較容易。在後牙區，尤其重要。太大的刷頭，在刷後牙時，容易卡到臉頰。小頭的牙刷，配合放鬆的臉頰，才能把最後一顆牙齒外側（臉頰側）刷乾淨。

　　牙齒和牙周組織也都禁不起長期強力搓刷的。使用外殼上標有超軟毛的牙刷，再把每次刷牙的時間加長，在清潔時，才不易造成牙齒的磨損或牙齦的退縮。

5-3-2 **選擇適當的牙刷**

好的牙刷

　　1. 軟毛，2. 小頭，3. 刷毛不要太密，4. 刷毛直立。

不好的牙刷

　　1. 刷毛太硬，2. 刷頭大，3. 刷毛太密，4. 刷毛彎屈。

　　一般牙刷，建議的幅度是一個大拇指之寬度，大約是兩顆大臼齒的幅度即可（一次刷兩顆大臼齒即可）。建議的寬度以 3 ～ 4 束毛即可。刷毛的長度以 1.5 公分為宜。

　　一般以日本進口的成人用或兒童用牙刷（又分為 0.5 ～ 3 歲，3 ～ 6 歲，小學生用），較符合此一標準。

　　牙刷的刷毛以軟性的尼龍製品為宜。避免使用太軟的動物毛，以免刷不乾淨。牙刷的刷毛不必太多，以 18 ～ 24 束毛能夠有效地達到刷牙的目的為宜。

牙刷的保管，通常以自然乾燥即可。不需特別處理。

soft 軟毛				hard 硬毛			

3	4	5	6	7	8	9	10

		medium 普通			

Kg/cm^2

牙刷刷毛的硬度 表示法（以刷毛 7.0 ± 0.15 mm 的挫曲強度）

挫曲（Buckling）是指柱受軸向壓力，會突然產生很大的側向位移，造成柱的突然彎曲的現象。

區分	容許範圍	敘述
超過 8kg	$1kg/cm^2$	硬
5.5～8kg	$\pm1kg/cm^2$	普通
未滿 5.5kg	$+1kg/cm^2$	軟

刷毛的尖端以加工過的「圓形」爲佳，避免未加工過的「機械切斷的平頭形」。

牙刷是消耗品，普通每 3 ～ 4 個月即需更換新牙刷。

長：一大拇指幅度，寬：3 ～ 4 束毛即可，高 1.5 公分爲宜。理想的牙刷爲直柄

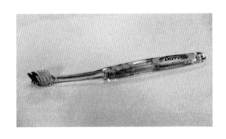

　　兒童用的牙刷又分為：0.5 ～ 3 歲用，3 ～ 6 歲用（男生用或女生用），小學生用。

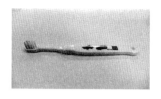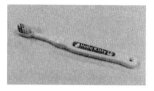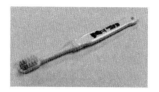

　　一支單束毛（one tuft brush）的牙刷可以清潔不易到達的地方。例如：口腔深部單獨的大臼齒。

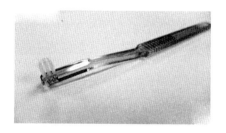

　　牙間刷－主要清潔相鄰兩顆牙齒的間隙，相當重要的工具。大部分是舶來品。也有電動牙間刷上市。

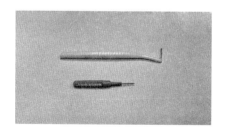

　　電動牙刷，一般可分為機械式電動牙刷、音波牙刷與超音波牙刷三種。其中以振動旋轉式電動牙刷（oscillating / rotating toothbrush）最為便

宜，牙刷刷頭無法置換，屬於消耗品必須完全拋棄。音波牙刷與超音波牙刷指牙刷刷頭振動的速度每分鐘 2 萬次爲分界點，現在比較推荐的是音波牙刷，不但是價格的考量或是實用性，音波牙刷均優於超音波牙刷。

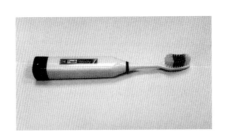

使用電動牙刷時，只要將牙刷刷頭輕靠牙齒即可。於操作傳統手動牙刷不便的族群（如：身體殘障、老人、長期臥床需他人照護口腔衛生的病人），可以考慮使用電動牙刷，並且需由牙醫師指導正確使用，又因電動牙刷的設計無法清潔到牙齒鄰接面，因此仍需配合牙線及牙間刷的使用。

牙刷的保管，以自然的方式乾燥即可，不需要刻意的要求。

5-4 牙膏的選擇

牙膏主要的作用是磨擦與發泡，至於市販的牙膏，琳瑯滿目、形形色色的作用大多屬於次要作用而已。據說還有可以減輕牙齦發炎導致的各種症狀，如牙齦出血及紅腫等等，不過最重要的還是要及時求診牙醫師，作更正確的診斷與處置，防止疾病繼續惡化。

牙膏以適量附著於牙刷上使用之，刷牙後不要吞嚥而吐出。在日本，有藥事法將牙膏分類爲化妝品、藥用化妝品（介在醫藥品與化妝品之間的一種分類）。

5-4-1 屬於化妝品的牙膏

- 防止蛀牙（使用牙刷的牙膏類）。
- 牙齒美白（使用牙刷的牙膏類）。
- 除去牙垢（使用牙刷的牙膏類）。
- 清潔口腔（牙膏類）。
- 防止口臭（牙膏類）。
- 除去牙齒表面的汙染（使用牙刷的牙膏類）。
- 防止牙結石的堆積（使用牙刷的牙膏類）等。

5-4-2 介於醫藥品與化妝品之間（藥用化妝品）的牙膏

指的含有預防及緩和爲目的藥用化妝品。藥品的濃度比較低。

- 預防牙周炎（齒槽膿漏）
- 預防牙齦炎等（防止牙齦腫大及流血等）
- 抗過敏牙膏（加上某些化學成分）

牙膏的分類相當嚴謹。即使在日本，也尚無屬於醫藥品的牙膏。市販宣稱有醫療效果的牙膏，其實藥物的含量都比較低。如果眞的有「醫療效果的牙膏」，除了要注意「使用後，造成局部過敏的可能性」及「重複使用，會引起細菌的抗藥性」之外，那一定又是藥局才能賣，徒增困擾。

5-4-3 牙膏制菌的效果長達數小時？

根據藥理學的研究，屬於藥用化妝品的牙膏，藥效不可能維持數個鐘頭。更何況是刷牙時，已經把牙膏內所含的藥物稀釋了！一般估計潔牙經過 4 小時後，屬於齲齒菌的鏈球菌即開始堆積於牙齒表面上，6 小時後牙周病菌亦開始堆積。

市面的牙膏廣告大方向是正確的，但許多細節並不嚴謹！

5-5 漱口水（合併於牙周藥物治療）

一般人是不需要用漱口水的。因此，如你選用漱口水，需先徵詢牙科醫師的意見。更不能以使用漱口水替代刷牙。比較常見的漱口水有下類兩類，必須注意的是成分及濃度：

1. 希必定類（CHX）：一般以 Chlorhexidine gluconate 0.12% 為處方藥的標準。也有高至 0.20% 低至 0.04% 的市販品，變化甚多。購買時宜留意濃度標示。濃度太高會有苦味；長期使用，牙齒容易著色。

2. 多酚類（精油類）：比較有名的就是美國的李施德霖（Listerine®）漱口水，1879 年由外科抗菌劑發展而來的，屬於美國人的日常用品。含有酒精成分，但在可以接受的程度之內。

無論怎麼強調使用漱口水的必要性，漱口水總是居於輔助性質。若沒有好好地刷牙，單用漱口水是毫無幫助的。一般接受口腔部位的手術而無法刷牙者，也只建議治療期間內使用。

5-6 結語

惱人的牙菌斑，隨時存在著。更可怕的是牙菌斑的細菌會遊走全身。造成種種重大的疾病，不只影響患者個人，甚至於全家，嚴重如心肌梗塞，足以瞬間奪命，令人聞之色變，其實如果能夠勵行牙周病照護，即可降低其風險。根據國內外已進行的大規模流行病學研究，足以證實此點。

口腔衛生是否僅適用於牙周病患者？答案是全體民眾的口腔衛生均值得重視，即使乳幼兒，部分缺牙或無牙的患者，其口腔內更是充滿著各種微生物，乳幼兒及青少年的齲齒、青壯年的牙周病、中老年人的肺炎等等，都與口腔微生物有絕對的關連。

進行植牙手術後，是否可免於牙周病的困擾？

植牙手術後，牙菌斑還是會附著於植體表面，植體周圍炎成為牙周病科新興的疾病，其比率有高達 50% 以上的報告，症狀是牙齦腫、痛、流血、發臭或植體動搖等等牙周病諸症狀。

重要的是植牙手術後尤其需要定期勵行 PMTC。定期的口腔維護是必要的。除此之外，比較講究的審美牙科等高價位的治療都需要札實的PMTC，來維持治療的品質及持久性。

「擔心失智以後沒人照顧？請從現在起好好刷牙！

正確的口腔清潔，就能守護你的性命和錢包！」

總結：多數人誤以為口腔疾病只是嘴巴問題，頂多就是牙痛而已，而牙周病症狀較不明顯，有些人甚至置之不理。事實上牙周病不僅影響口腔，還會威脅身體其他部位的健康，是增加多項疾病發生機率的危險因子。為了自己的身體健康，定期上牙醫診所檢查，注意維持口腔衛生真是太重要了！

國人十大死因的前五名心臟血管疾病、腦血管疾病、惡性腫瘤、糖尿病及肺炎均與牙周病有關連，適時說明了維護口腔衛生的重要性與必要性。

爾後，醫齒合作共同照顧同一位病人的機會是未來的趨勢。日本已經有醫院，在內外科住院部門，設置牙科診療台，並配置牙醫師一人及牙科衛生士兩人。把口腔的問題列為住院必需的常規檢查項目之一，以改善入院病人的口腔環境及功能，防止誤嚥性肺炎。

專欄：牙齒美白與牙周病

所謂「皓齒明眸」，指的是潔白的牙齒，明亮的眼睛。為時尚大眾所追求的目標。目前牙醫診所也常標榜「牙齒美白」，其實牙醫美白是利用

4% 雙氧水的氧化作用而達到美白的效果。一般醫療級雙氧水的濃度達到23%，如果牙醫師沒有作適當地稀釋，直接塗在牙齒表面有可能造成牙髓壞死。此外，牙齒美白的步驟不要求快速，建議以 2 週的時間，依照醫囑在家自行操作為宜。

雖然有市販的牙齒美白藥劑，不過在購買使用之前，建議先請牙醫師檢查與診斷，查看牙齒變色的原因：包括

1. 附著於牙齒表面上的飲料漬、咖啡漬、茶漬；

2. 服用四環素抗生物質而引起的牙齒變色；

3. 牙齒受到撞擊而引起牙髓壞死等等。

一般建議青少年群不要進行牙齒美白，此乃因為青少年群的牙髓仍然在發育中，牙髓比較大也容易受到藥物的影響（傷害）。

牙周病患者可能對美白的結果感到失望。牙齦疾病或牙周病均足以造成牙齦退縮，牙根表面暴露及牙齒看起來比較長。牙根表面無法美白。於是美白藥劑將使牙齒變成兩種顏色，牙齒牙冠變白，牙根部分卻變成黑色。

專欄：牙齒過敏（象牙質知覺過敏）

牙齒過敏或稱為象牙質知覺過敏，其特徵是短暫、尖銳而且位置清楚的，通常受到溫度、觸覺、滲透壓或化學刺激的影響；此與一般由牙髓引起的冗長、遲鈍而且位置模糊不清楚的疼痛是有明顯的區別。而且治療方法迥然不同，所以事先的臨床及放射線鑑別診斷是相當重要的。

> 處理象牙質知覺過敏的要點：
>
> 1. 神經末梢去極化（Denaturalization of the nerve endings）
>
> 2. 封閉象牙小管（Obstruction of dentinal tubules）

象牙質知覺過敏診斷的標準包括象牙質（牙齒黃色部分）表面的曝露、象牙質小管的曝露以及象牙質小管連到活的牙髓等。其中象牙質表面曝露的原因包括牙結石刮除或根面整平等牙周處置後、過度刷牙、特別是食用酸性食物或飲料。檢查牙齒的活性與否，通常只需吹氣 0.5 ～ 1 秒的時間即知，牙髓若沒有活性則完全沒有感覺。

象牙質知覺過敏大致發生於 20 ～ 40 歲之間，年過 30 歲大致因為牙齦退縮而產生象牙質知覺，年長者可能因滲透性降低或神經末梢減少，反而沒有此症的困擾。

牙齦退縮、牙周病及琺瑯質的缺損是象牙質知覺過敏的最大原因。其中，琺瑯質的缺損缺損是由長期飲用含糖飲料、可樂等無酒精性飲料導致琺瑯質溶解（好像冰棒遇熱溶解的樣子）稱為酸蝕（Erosion）。琺瑯質的缺損可能由於過度刷牙，琺瑯質成為淺碟形缺損，稱為磨損（Attrition）。還有可能因為牙齒結構受到咬合力的影響，成整排牙齒呈 V 字型非齲齒性齒頸部缺損，稱為牙齒內部碎裂（Abfraction）。常見部位依序為犬齒、小臼齒、門齒、臼齒等。

第六章　牙周醫學

6-1 牙線或死亡？

1998 年，《*USA Today*》（今日美國報）登載「Floss or Die（牙線或死亡）？」，這個概念是由一位住在波士頓的牙周病科醫師 Dr.Raul Garcia 首創。意謂如果不使用牙線作牙縫面的清潔，可引起慢性牙周炎危害你的健康！甚至引起嚴重的內科疾病而導致死亡的憾事。此一簡短醒目的廣告語出現，立即引起大眾的注目！

「Floss or Die」之說，風光了十幾年之後。2012 年 4 月，美國心臟學會官方聲明，由牙醫學家和心臟病學家率領的專家小組，回顧五百篇相關研究報告後，認爲無證據證明牙周病與心血管疾病間有因果關係。相反地與此同時，國內的一項研究「洗牙與減少心血管相關性的全國性族群研究」以 22000 人爲研究對象，作爲期 7 年的大規模流行病學研究得到的結論是定期洗牙能降低心臟病的風險。

另外，在 2006 年 9 月在《*Wall Street Journal*》（華爾街日報）有這樣一則新聞「Health Plans Expand Dental Benefits」（事先做好預防牙周病的工作，有助於減少爾後重大傷病的醫療費用支出）。這個消息深深影響美國的商業健康保險，各大保險公司紛紛擴大牙周病治療的給付程度。

6-2 牙周醫學的出現

牙周醫學就是基於「牙周病治療及預防的科學根據，探討牙周病對全身的影響。例如動脈硬化、心臟病及腦中風，肺炎，吸菸，糖尿病，骨質

疏鬆症，肥胖・高脂血症，低出生體重兒・早產兒，慢性腎臟病等有什麼關連，相對的全身疾病對牙周病又有什麼影響的研究領域」作爲定義。

6-2-1 病灶感染說

　　所謂病灶感染就是局部的細菌感染引起身體內遠離的器官或部位產生症狀。病巢感染應該是重要的議題。在 1890 年代，就有醫師提出這個可能性，近年，「牙周醫學」才逐漸成爲矚目的課題。所有這些成果均屬公共衛生學的範疇。牙周病細菌及發炎性細胞激素的產生物，藉由血液循環附著於血管壁或支氣管等，造成破壞，傷害全身的組織。

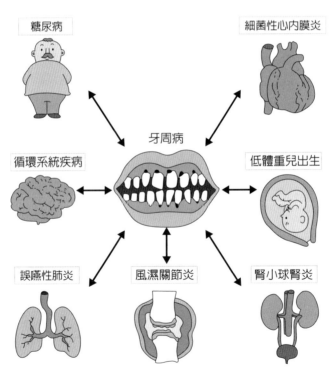

牙周病引起的各種疾病

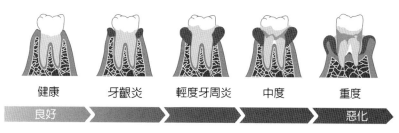

| 健康 | 牙齦炎 | 輕度牙周炎 | 中度 | 重度 |

良好 ▶ ▶ ▶ ▶ 惡化

牙周病的進行

　　由於慢性炎症，產生過量的細胞激素，細菌遊走全身，產生各種內科疾病。細胞激素是分子量在 8～25kD 的醣蛋白，它們是細胞受到刺激時，釋放出來，可以影響到細胞的生長、活化、發炎、免疫力、組織修補、或組織纖維化……等，它不僅作用到免疫細胞，其他細胞如內皮細胞，神經細胞，腦部都會受到影響。牙周病是可以預防的，卻也是非常容易再發的疾病。如何讓病人了解牙周健康對全身健康的重要性，適時提醒罹患中等度牙周病或重度牙周病的病人去做心血管疾病或糖尿病的篩檢，是醫師的責任。醫師在充分了解口腔健康與全身健康之相關性之餘，應針對每個病人不同的身體狀況，提供病人最合適的治療方針。

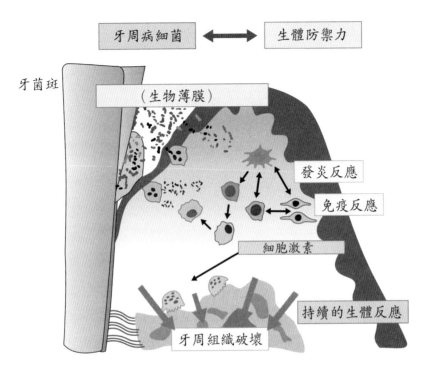

（改自：日本國立循環器研究中心（http://www.ncvc.go.jp/cvdinfo/
pamphlet/general/pamph105.html））

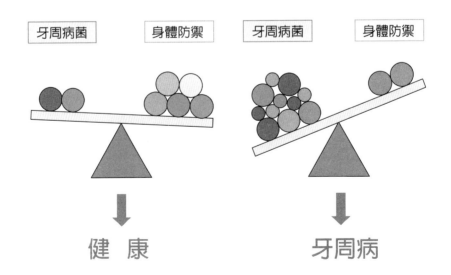

6-2-2 牙周病影響全身

主要影響：

1. 循環系統疾病：心血管疾病、腦血管疾病（腦溢血、腦中風）、動脈硬化、心肌梗塞。

2. 呼吸系統疾病：誤嚥性肺炎、慢性阻塞性肺病（COPD）。

3. 糖尿病。

4. 體重不足之新生兒。

6-3 牙周病與血管性疾病

牙周病往往由於局部的牙菌班堆積，引起局部的牙齦炎，再逐步穿越牙齦溝底部，形成更嚴重的牙周炎。接著牙周病原菌由小循環進入體循環遊走全身，可以使血管內皮細胞的損傷成為動脈硬化的幫兇，導致各式各樣的血管性疾病。

牙周病能夠引起血管性疾病包括心臟血管疾病以及腦血管疾病、糖尿病等，這些血管性疾病往往是可能導致死亡的重大疾病。假使能夠藉著治療牙周病使血管性疾病的罹患率降低，改善生活品質，對國民健康的貢獻卓著。

根據衛生福利部國民健康署的資料，2012 年國人十大死因，心臟血管疾病以及腦血管疾病分別列居第二位及第三位＊。心臟血管疾病包括動脈粥狀硬化，從動脈狹窄、阻塞所引起的缺血性心臟病（狹心症、心肌梗塞）。腦血管疾病以腦梗塞（俗稱：缺血性腦中風）為代表，動脈阻塞後出現相應部位腦組織的破壞，可伴發出血。

有關於動脈硬化的形成，在動脈壁的中膜有低密度膽固醇及牙周病細菌侵入。由於放出發炎因子 IL-1,6, PGE_2 及腫瘤壞死因子 TNF-α ＊，造成巨噬細胞遊走並吞噬異物，後因吞噬過多而死亡，形成泡沫細胞而堆積，

血中脂肪量過高較易沉積在血管內壁形成斑塊，造成動脈硬化及動脈狹窄。檢視這些斑塊，可檢出牙周病細菌，其檢出率與牙周囊袋深度以及牙齦緣下的牙菌斑之檢出率有關連。動脈硬化的本態是發炎，與牙周病原菌感染有關連。根據美國醫學會雜誌的最新說法（2013/12/30），低密度膽固醇（LDL）為好的成分；而高密度膽固醇（HDL）為壞的成分。高密度膽固醇多的話，易引起失智症

＊動脈硬化以不適當的飲食及運動不足、壓力等的生活習慣為主要原因，牙周病原菌等的細菌感染則為其他因素。由於牙周病原菌等的刺激誘導動脈硬化，在血管內堆積形成斑塊（粥狀的脂肪性沉澱物），結果造成動脈血管狹窄化。另一方面，斑塊如果剝落則形成血塊，就有可能塞住細小的血管。

＊牙周病細菌肆放的發炎因子 IL-1, IL-6, PGE$_2$ 及腫瘤壞死因子 TNF-α，與癌症的發症因子 IL-1, IL-6, PGE$_2$ TNF-α 相同，兩者可能有某種程度的相關，但相關的程度尚未明確地證實。癌症本體也處於發炎狀態。

　　臨床建議：一般常就診心臟內科、神經內科或腎臟內科（長期洗腎患者），宜由內科醫師轉診至牙科醫師診間，作進一步的牙周及口腔檢查。相反地，牙科醫師也建議患者至內科作進一步的全身檢查。一般醫師與牙科醫師合作診治病患。

6-3-1 牙周病與血管性疾病的回溯性研究

　　事後回溯研究是公共衛生研究的重要方法之一。每年嚴冬寒流來襲，也凍死不少人。顯示國內民眾平常疏忽保養，公共衛生做得不夠好！這些不幸的往生者，絕大數的死因是心血管疾病所引起的。檢視這些不幸的往生者，仔細追溯其病史，可以發現都有中等度甚至重度牙周炎，未曾就診或疏於照顧。因此預防心血管疾病，對牙周的照顧與重視是絕對不可或缺

的一環。

心血管疾病之一腦動脈粥樣硬化是一種發炎反應。使得血流緩慢，血黏稠度增高，加上血脂、血糖增高引起的，是一種缺血性的腦血管疾病（腦中風）。患有有牙周病的人與健康者相比較，得到腦梗塞的容易度為2.8倍左右。

6-3-2 三高族定期檢查心血管，預防梗塞（2014/01/08, 自由時報）

對患有高血壓、高膽固醇、高脂血（三酸甘油酯又稱為中性脂肪）的人而言，為了預防動脈疾病，牙周病的預防與治療就顯出其重要性。

6-3-3 血管發炎

牙周病與心血管疾病有關。目前的重點是強調心血管疾病與牙周評估及治療有關。這需要醫學團體有這個認識才行得通。最重要的當是醫科、牙科兩者合作藉由降低血管疾病引起的罹病率及死亡率，來改善病人的生活。

唯一的方法是闡明口腔與系統的關連性。當為一參與者，患者將會在牙科治療台上得到醫師、牙醫師兩者的共同照顧。

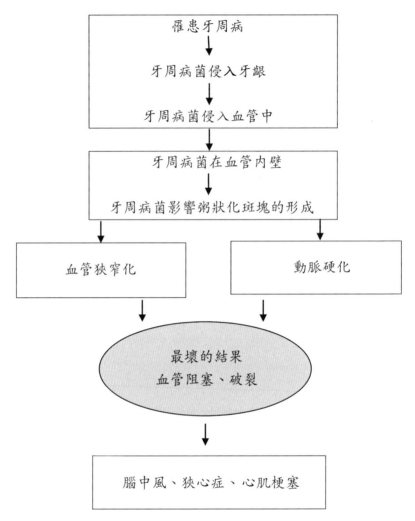

牙周病菌與血管疾病的關係

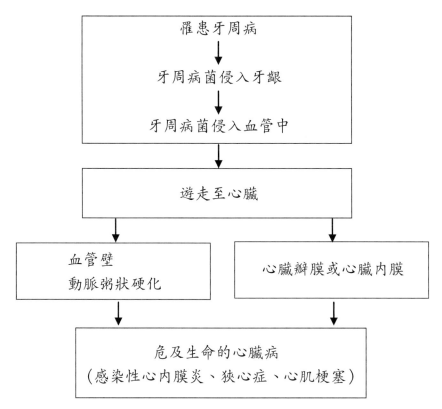

牙周病菌與心臟病的關係

6-4 牙周病與肺炎

由於吞嚥動作始終不斷地發生，存在口腔裡的微生物包括牙周病菌、肺炎鏈球菌、眞菌（義齒菌斑）等也一併侵入氣管或食道，若不幸侵入氣管，又因年齡的因素，免疫力降低極易形成嚴重的呼吸器疾病。呼吸器疾病主要以肺炎爲主，肺炎又分爲誤嚥性肺炎與院內感染型肺炎等兩種。

2012 年國人十大死因，肺炎居第四位。因肺炎而死亡的患者有九成以上是 65 歲以上的高齡者，肺炎的年齡別死亡率，超過 70 歲以上就急激

地增加。這是因為年長者的免疫機能降低，變成易感染宿主。口腔內微生物與全身感染症的關係，特別是誤嚥性肺炎等從呼吸器官感染症受到注目，年長者由於誤嚥性肺炎而死亡成為嚴重的社會問題。

肺炎的主要致病菌是肺炎鏈球菌，又經常呈現成對出現，也有稱為肺炎雙球菌。此外牙周病菌是罹患肺炎的原因之一，如：*P.gingivalis* 及 *A.actinomycectemcomitans* 等。

入院四十八小時後才發生的肺炎稱之為院內感染型肺炎（Hospital-Acquired Pneumonia, HAP），其中也包括鼻胃管及人工呼吸器不潔所帶來的感染。根據統計，大約每一百位住院病人就會有一位於住院期間感染肺炎。肺炎雖不是院內感染中最常見的（發生率排名第二），但卻是最嚴重的。

近年來，口腔健康及咀嚼功能與種種內科疾病、衰老、認知等，與全身的健康有密切的關係。其中罹患吞嚥障礙、誤嚥性肺炎及缺血性心臟病等重大疾病，可能有致命的危險。所以不僅是口腔局部疾病預防，從全身疾病預防的觀點，口腔照護（Oral care）引起眾所注目。

肺及氣管由於有嚥下反射、咳反射等生理反應，口腔內的東西較不易侵入。但是因為年齡增加，此機能衰退。自己的唾液及消化管內的食物與口腔內細菌混合，形成慢性的誤嚥變多。形成誤嚥性肺炎的致病細菌，在下呼吸道找到的口腔細菌，多數為牙周病菌。所以，在預防誤嚥性肺炎也必須考慮到牙齦緣下牙菌斑控制的必要性。

此外，不可疏忽的是義齒上的附著物，也就是細菌性的生物膜或稱為義齒牙菌斑（Denture plaque），主要是一些白色唸珠球菌，此真菌感染加上抵抗力降低容易導致嚴重的菌血症甚至是致命的敗血症，因此每天清潔義齒在預防誤嚥性肺炎上是不可欠缺的工作。誤嚥性肺炎是年長者長期臥床狀態（使用呼吸器者）的重要疾病，從醫療費的觀點也是不可忽視的

社會問題。

　　要預防誤嚥性肺炎：1. 回復降低的嚥下反射及咳反射。2. 由口腔照顧保持口腔清潔，減少下呼吸道口腔內細菌的總數之有效方法。

　　因為嚥下反射及咳反射的降低為伴隨年齡增加及疾病的不可逆現像之一，回復自體有實際上的困難。所以為了預防誤嚥性肺炎，最有效的方法當然是重視口腔的清潔，其重要性不言可喻。

　　特別是到一些復健醫院或養老院作訪問診療之際，口腔照顧（Oral care）不充分的病例舉目可及，尤其在免疫力降低的入院病人之要照護者，因為口腔與氣管的位置幾乎成水平，口腔內微生物在氣管內有不顯性誤嚥的可能性。國外屢有研究報告，證實綿密地口腔照顧帶來驚人的效果，值得重視。

　　檢查年長者的口腔內微生物，從受驗者的 66% 被檢出肺炎起炎菌的報告來檢討，誤嚥性肺炎為首的呼吸器感染與牙周病有密切的關係。在其預防上，確實綿密地口腔衛生管理，可以有效地減少呼吸器感染所帶來的威脅。

＊長期照護的參考資料

　「需照護狀態」：意指步行或起床等日常生活行動全部或部分受到限制而需要旁人照護。

　「需支援狀態」：雖有日常生活障礙，但需照護之時間較少。

6-4-1 誤嚥性肺炎與牙周病

　　年長者引起肺炎的原因之中，主要的原因是由於牙周病細菌引起的誤嚥性肺炎

肺炎的病理機制

　　1. 牙周病患者的口中，不僅只有牙周病菌，其他的細菌也很多，例如

活動假牙上常有白色唸珠球菌（真菌之一種）的團塊，口腔中可以說是充滿細菌的狀態。

2. 以這樣不潔狀態的口腔咬碎食物、而且嚥下功能降低的年長者、飲食中伴隨唾液進入氣管之「誤嚥」，也就是被食物噎住。

3. 由於誤嚥，細菌進入氣管中引起誤嚥性肺炎。

預防誤嚥性肺炎，口腔照顧居於關鍵的地位。治療牙周病、保持口腔、義齒或呼吸器的清潔都可以有效降低肺炎的危險性。

最近，吞嚥障礙逐漸成為一個重要的臨床科，這是屬於科際整合的科別。牙科放射線科可提供放射線攝影的服務（Videofluoroscopic swallowing study）。此乃吞嚥動作的第三相，牙醫師最了解其生理步驟。

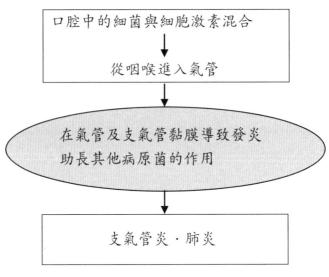

牙周病與肺炎的關係

6-5 牙周病與吸菸

吸菸與牙周病有密切的關連，吸菸者有較多的齒槽骨喪失。吸菸量

與牙周附連喪失程度呈正相關。一般吸菸者得到牙周病的機率是非吸菸者的 3 倍，重度吸菸者則高達 7 倍。而且吸菸者對牙周治療的反應較差。尤其，最近植牙手術日盛，吸菸對植牙患者而言是一大危險因素，不可不慎。

在菸草的菸中約含有 40 種致癌物質，約有 200 種有害物質。其中以尼古丁（nicotine）、一氧化碳及焦油（tar）為三大有害物質。

尼古丁

尼古丁可以從口腔黏膜吸收，是一種強烈性興奮劑，刺激中樞神經，令人上癮。心血管的急速反應，心跳加快，血壓上升，末梢血管收縮，心臟收縮力增加等。此外，尼古丁能夠使白血球的功能鈍化，使牙周組織的抵抗力降低。它也血氧的濃度下降，有利於牙周病原菌的增殖。

一氧化碳

一氧化碳與紅血球中的血紅素（hemoglobin）結合成為一氧化碳血紅素（carboxyl hemoglobin），其結合力約為氧與血紅素的 240 倍。所以一氧化碳進入體內立即與血紅素結合，大幅降低血液輸送氧的功能，導致牙齦、心臟和腦組織缺氧，牙齦缺氧呈現堅硬而發紺的現象，甚至纖維化，牙周病菌容易滋生。心臟和腦組織缺氧則易罹患缺血性疾病（心絞痛、心肌梗塞、腦中風等）。

焦油

香菸燃燒時，多腫致癌物質，特別是焦油與呼吸系統疾病及癌症發病有很大的關係。焦油黏著於牙齒表面，也容易促進牙結的形成。

6-5-1 **牙周組織的破壞**

1. 由於宿主的防禦反應的效果比較低，此免疫反應的結果引起組織破壞。

2. 疾病的嚴重度與進行速度由細菌侵襲的性質與程度、例如受到牙周囊袋內的 pH 值（酸鹼度）、氧及營養素的利用度等影響。

6-5-2 **吸菸影響四肢末端**

50 歲以下的男性吸菸者易罹患血栓閉塞性脈管炎，是一種以中小動靜脈節段性、非化膿性炎症和動脈腔內血栓形成為特徵的慢性進行性閉塞性疾病。主要侵襲四肢，特別是下肢的中小動靜脈，進而導致患肢遠端的缺血性病變。常發現組織壞死，患肢肢端的發黑、乾瘤、出現潰瘍。此病是難治疾病之一，治療法是禁菸。

根據病理科醫師的經驗，國人罹患此病的人較少。

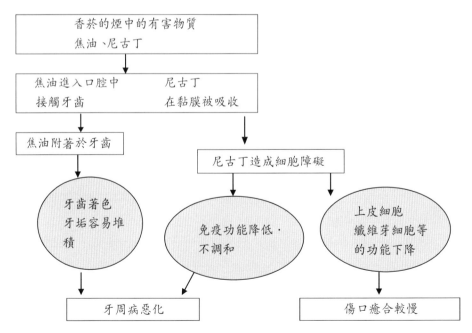

吸菸的影響

6-6 牙周病與糖尿病

糖尿病與牙周病兩者互爲表裡，互相影響。糖尿病與牙周病兩者都是相當普遍的生活習慣病。現代人的生活方式往往是飲食過度、缺乏適當的運動等，最容易引起高血壓、高血糖、高血脂等，肥胖已經逐漸成爲新興的社會問題。也由於血糖控制不良的糖尿病引起嚴重的牙周炎；相反地，嚴重的牙周炎導致胰島素抵抗性的發生，血糖往往居高不下。

> 糖尿病嚴重影響血管健康，不但提升血脂堆積機率，還會增加血管硬度，加上不斷升高的血壓，身體多項器官都會產生病變，不論大腦、眼球、心臟、腎臟等，都會不同程度損傷；因此糖尿病患不但要控制血糖，同時要控制好血壓，才能夠避免突發性疾病，如腦溢血與心臟病等。
>
> （臺灣新生報，2014 年 1 月 12 日）

1960 年，就有學者提出牙周病會影響糖尿病血糖控制的報告。爾後，更多數回溯世代的研究顯示重度牙周炎，能干擾血糖控制。近 20 年來國人十大死因，糖尿病居第五位。均有此統計數據，而且糖尿病患者有逐年增多的現象。

糖尿病可歸因於遺傳、飲食、肥胖程度、活動量、環境及社會危險因素。糖尿病患者容易得到牙周病，從以前就是耳熟能詳。

目前，大致有如以下的結果：

1. 糖尿病患者，牙周病的罹患率較高。
2. 糖尿病患者，牙周病較嚴重。
3. 糖尿病的罹病期間長，牙周病的罹患率也比較高。
4. 血糖控制不良者，牙周病較嚴重。

5. 牙周病重症化的患者，血糖控制不良。

6. 牙周病患者，糖尿病的罹患率比較高

7. 牙周病患者發展為糖尿病的潛在患者比較高

8. 糖尿病患者確實接受牙周病治療，有助於改善糖化血紅蛋白（HbA1C）

6-6-1 牙周病使血糖值上昇的理由

由於細菌感染症，產生胰島素抵抗性。

牙周組織產生的 TNF-α 會引發胰島素抵抗性，不易被細胞吸收，存留於血中形成高血糖狀態。經過牙周治療後使 TNF-α 減少，僅少量的胰島素即可有效促進葡萄糖的吸收。

健康的人胰藏可以立即分泌胰島素，使血糖 不至過高。可是，糖尿病患者的血糖控制就混亂了。

人體會分泌各種細胞激素與細菌或病毒對抗。這些細胞激素能夠阻礙胰島素（使血糖降低的唯一荷爾蒙）的作用，即「胰島素阻抗性」。它會使血糖上昇。

糖尿病與牙周病都是生活習慣病

容易引起牙周病的生活習慣包括沒有好好地潔牙及吸菸，或者是糖分攝取過多，零食太多不良飲食習慣、口呼吸（不經鼻子的呼吸）、磨牙癖、精神壓力等。也是引起糖尿病的生活習慣。

6-6-2 糖尿病使牙周病增加的理由

1. 口腔乾燥

在高血糖的狀態下，由於滲透壓的關係大量排尿。其結果造成體內水分減少，接著唾液的分泌量也減少，出現口渴的症狀。此外，唾液除了幫助消化以外，也擔任組織修復、防止牙周病等作用。因為唾液減少，使得

牙周病容易發展。

2. 唾液的糖分濃度變高

在高血糖下，唾液及牙齦溝液的糖分濃度變高，正適合牙周病原菌繁殖。

3. 對細菌的抵抗力降低

在高血糖狀態下，吞食細菌之嗜中性白血球的作用降低。也就是，感染防御機構的功能不能充分發揮。因此，容易罹患各式各樣的感染症。當然也包含牙周病。

4. 組織的修復能力降低

由於組織的破壞以及修復作用持續處於競爭狀態。在高血糖狀態下，組織的修復能力降低，所以牙周病進行得較快。

5. 蛋白質的代謝變化

糖尿病不僅是醣類代謝異常所引起的疾病，也影響蛋白質的代謝。使牙周組織內的膠原減少及變性。牙周組織因失去彈性，組織的修復力也變弱。

再就是在高血糖狀態下，過剩的葡萄糖與蛋白質結合變成 AGE（advanced glycated endproduct，最終糖化產物）。AGE 堆積在牙齦組織內，不僅引起發炎，傷及組織，招至牙周病的發病與進行。

6. 脂質的代謝變化

糖尿病也引起脂質的代謝變化，特別是中性脂肪（三酸甘油酯）與 LDL- 低密度膽固醇（不良膽固醇）的增加，常併發於高脂血症。它可能也是也有變成牙周病危險因子。

7. 肥胖的影響

肥胖就是多餘的能量變成脂肪，在體內堆積的狀態。向來，身體的脂肪單純以能量的貯藏而存在的。近年來，由於脂肪細胞由於各式各樣的作

用，而產生一些物質。其中，在組織引起像炎症一樣的作用。

　　牙周病是由於細菌感染在牙周組織引起慢性發炎的疾病。因為肥胖，從脂肪組織持續分泌發炎性物質，也影響到牙周組織，增加罹患牙周病的危險性。第二型糖尿病的患者約有 7 成左右現在有肥胖的現象。從過去也有肥胖的時期看來「糖尿病患者罹患牙周病多」。

6-6-3 合併症的影響

　　糖尿病的罹病期間長，引起全身血管的障礙，這是許多合併症的主要原因。特別是血管直徑小的細小血管，容易顯現其影響。從末梢組織（也包括牙周）的血流量降低，長期的感染以至於妨礙組織的修復。

　　另外，糖尿病的合併症有骨量減少的骨質疏鬆症。牙周炎持續，齒槽骨（支持牙齒的骨）減少的牙周病，也是相當重要的。

6-6-4 糖尿病治療與牙周病治療的相關關係
糖尿病與牙周病治療之「鑰」

　　如以上所述，糖尿病對牙周病有負面影響。然而有了糖尿病，也未必擔心有牙周病，也沒有失望的必要。糖尿病患者如果勵行血糖控制的話，引起牙周病的機率與正常沒有糖尿病的人沒有什麼差別。

　　近年來，糖尿病患者的牙周病如果徹底治療，可改善血糖控制。

　　糖化血色素 HbA1c 的臨床意義：乃紅血球 120 天的壽命中，血色素逐漸糖化，糖化程度決定於血糖的濃度，HbA1c 是測定個案血色素糖化的平均值，作為兩個月內糖尿病控制的指標。最近監視糖尿病，逐漸採用 HbA1c 的數據為標準。

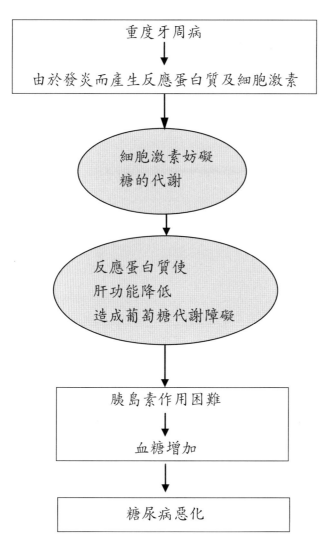

牙周病與糖尿病的關係

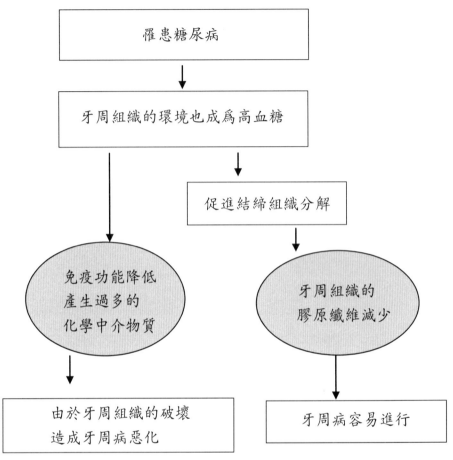

糖尿病的影響

6-7 牙周病與骨質疏鬆症

　　牙周病與骨質疏鬆症併列為最常見之骨科疾病。骨質疏鬆症常發生於停經後的婦女，由於女性荷爾蒙的分泌銳減而逐漸發病。女性的罹患率是男性的 3 倍，容易引起骨折。在牙周方面的表現，中度以上的牙周病容易引起與骨質疏鬆症類似的齒槽骨吸收，牙齒搖晃造成咬合性外傷，嚴重影響生活品質。

　　骨質疏鬆症（osteoporosis）的字義是「多孔的骨頭」。指「由於骨密度（density）與骨質（quality）的流失使骨強度（strength）降低，容易引起骨折的狀態」。骨吸收與骨形成之間新陳代謝的平衡崩潰，骨密度降低，骨頭變成乾枯的狀態。

　　骨密度在 20 歲前後一直增加，到 45 歲爲止大致保持穩定。此後，由於腸吸收鈣質開始惡化以至於降低。再就是女性在停經後，女性荷爾蒙的分泌量急速銳減，骨吸收異常旺盛、骨生長減緩，骨質疏鬆症的危險性提高。這也是停經後女性之骨質疏鬆症多的原因。此外，骨質疏鬆症也與糖尿病，飲酒過量、慢性腎臟病、肺阻塞疾病、消瘦、活動量不足或有家族史者等有關，特別是糖尿病，由於高血糖以及氧化壓力的亢進，使骨組織的糖化終產物（advanced glycation endproducts, AGE）增加，引起骨質劣化。

　　另一方面是牙周病，伴隨齒槽骨的吸收。也有與骨質疏鬆症同樣的骨頭受到侵犯的疾病。由於老化及荷爾蒙的影響導致全身骨密度降低的骨質疏鬆症，與以牙周病爲起因引起齒槽骨吸收的牙周病、大概是有種種的關連。首先是雌激素減少，從骨密度降低的一面，大概有引起顎骨及齒槽骨骨密度減少的危險因子。再就是也影響牙周組織的發炎。

　　有關於鈣質，鈣質的吸收力降低則骨密度也下降。骨質疏鬆症患者變成牙周病的情形，因爲骨變脆顎骨也容易被吸收，牙周病容易惡化。

　　骨質密度（BMD）檢查是評估骨質健康狀況的最佳方法。該檢查可以用來發現骨質疏鬆症，判斷您未來發生骨折的風險，以及評估骨質疏鬆症治療的效果。雙能 X 光吸光測定法（DXA 法）是目前受到最廣泛認可的骨質密度檢查。最近，美國牙周病學者 Marjorie Jeffcoat 教授嘗試利用數位環口攝影術（Digital panoramic radiology），來測定骨質密度，具有重大的公共衛生意義。能夠提醒患者作其他的檢查，例如心臟内科或新陳代謝科等，以達到早期發現早期治療的目的。

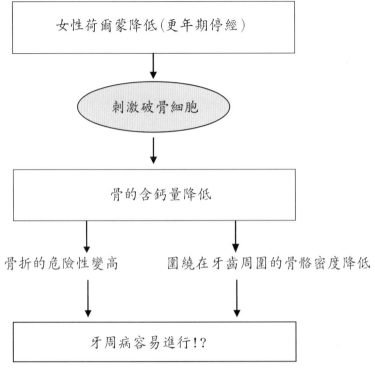

骨質疏鬆症與牙周病

6-8 牙周病與懷孕

　　臺灣婦女懷孕或多或少都聽到「懷孕一次，掉一顆牙齒」的迷思。果真是如此嗎？其實是懷孕的婦女，通常忽略了口腔衛生的大原則。由於女性荷爾蒙的影響，再加上口腔衛生不良。常常發現齲齒、智齒周圍炎、懷孕性腫瘤等牙周疾病，由於諱疾忌醫又怕影響胎兒，即使小毛病也會成為令人難忘的大問題。其實，牙周健康就可以安然無恙。

　　懷孕中，牙周病惡化也足以影響腹中的胎兒。懷孕初期常有晨吐的影響，口腔衛生狀態不良。此外，女性荷爾蒙的血中濃度也昇高了。像這樣為了防止麻煩，從懷孕前就要定期地接受治療，不要疏忽自我照顧是必要

的。此外，懷孕中牙齦像紅色瘤樣的腫脹稱為懷孕性腫瘤（又稱化膿性肉芽腫）。患有牙周病的孕婦，較易有體重不足的早產兒。

　　牙周病會產生引起發炎的物質 IL-1β, 8,PAF（platelet activating factor, 血小板活化因子），TNF-α 等，此發炎物質的血中濃度增加，刺激胎盤，有引起早產的可能性。

　　據最近的調查，罹患牙周病的孕婦其早產的危險率約有 5 倍之高。所以在懷孕時要保持口腔清潔，防範牙周病於未然，如果發現牙周病也有確實、慎重治療的必要。

　　新的年度開始，國內健保也及時提供對孕婦的口腔照顧。

6-8-1 女性荷爾蒙與牙周病

　　牙周病的直接原因是細菌感染，由於細菌感染引起牙周病嚴重發病，一定還有相當多的因素，其中最重要的因素是「女性荷爾蒙」。主要是在月經、更年期分泌旺盛的動情激素（又稱雌激素）。此動情激素作為營養，牙周病菌在女性體內持續增加。此外在懷孕中的女性，Progestrone（黃體激素或稱助孕激素）的不良影響。懷孕中容易得到牙周病的女性，引起體重不足兒出生（LBWB, Low Body Weight Birth）及早產的機率大概有 7 倍之多。（日本齒科大學名譽教授鴨井久一先生的資料）

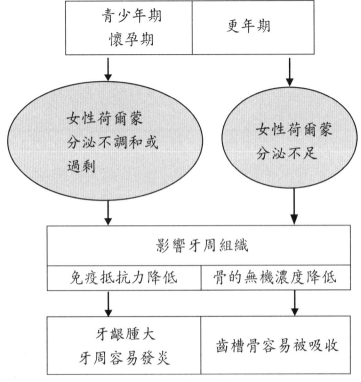

女性荷爾蒙的影響

6-8-2 體重不足兒誕生及早產

定義：根據世界衛生組織的定義懷孕週數低於 37 週，根據美國小兒科醫學會的定義新生兒體重未滿 2500 克者。

為什麼牙周病有引起體重不足兒出生及早產的可能性？在懷孕初期害喜嘔吐嚴重的時期，通常都疏忽對口腔的照顧，只要把牙刷放入口腔就有嘔吐的感覺，於是刷牙怠惰，容易形成牙周病的狀態。在懷孕末期，自然形成懷孕性牙周炎，造成支持牙齒的組織之破壞。近年來美國每天有 1800 個早產兒誕生，早產有增加的傾向。現在也是成為早產之牙周病的機率還是比吸菸或喝酒來得高。

　　在母親的羊水中有一種稱爲「Prostaglandin（前列腺素）」的物質達到某一定量時，嬰兒終於出生。但是牙周病原菌之一種 *Prevotella intermedia*（*P.i.* 菌）侵入時，女性荷爾蒙的量增加爲 3 倍，羊水中的前列腺素急速增加，很快就達到一定量。其結果導致子宮收縮引起早產。

　　爲了防止像這樣的麻煩，從懷孕前就要定期地接受治療，不要疏忽自我照顧是必要的。此外，懷孕中牙齦像紅色瘤樣的腫脹稱爲懷孕性腫瘤（Pregnancy tumor, 又稱化膿性肉芽腫 Pyogenic granuloma）。在懷孕前的健康狀態不充分的情形，容易產生這種麻煩。 在已經出生的嬰兒之中，爲了防止不良細菌的感染，必定隨時注意自我照顧。在懷孕初期注意口腔衛生，必要時求診牙醫師，就不用擔心懷孕時會掉牙齒！從懷孕初期定期地接受專門的預防處置並養成習慣是非常重要的事。

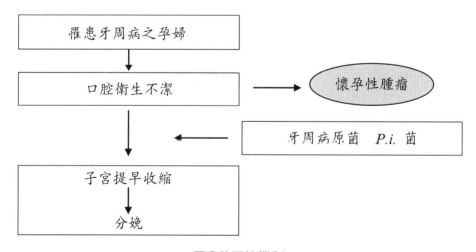

早產的可能機制

6-9 牙周病與慢性腎臟病

　　國內全民健保光是洗腎（人工透析）的支出就超過牙科支出的總和。

慢性腎臟病患者由於腎臟不能有效地排除體內廢物及多餘水份，因此，廢物堆積在體內及血液，造成水分及電解質的不平衡，容易造成齲齒、牙周病、口腔乾燥、口臭（阿摩尼亞臭、氨臭）、味覺障礙等口腔問題。

慢性腎臟病的診斷：慢性腎臟病最基本的定義是根據血中尿素氮（BUN, 由腎絲球濾過率值決定）及測量血清肌酸酐（creatinine, 非常穩定的腎功能指標）。

慢性腎臟病的病因：包括糖尿病、高血壓、高血脂症、代謝症候群、泌尿科疾病、膠原病、肝炎、肥胖、經常使用消炎鎮痛劑者，特別需要注意慢性腎臟病，建議每半年接受一次尿液檢查。

牙周病與慢性腎臟病兩者的關連性，被注目的有 (1) 牙周病，產生發炎因子 IL-1、IL-6、PGE_2 及 TNF-α 等。(2) 存在於血液流動之中的細菌及其產生物，在牙周病患者其 C- 反應性蛋白（C-Reactive protein）上昇，產生輕微的急性期全身炎症反應。牙周炎成為長期發炎的源頭而引起慢性腎臟病。(3) 異常的骨代謝，導致齒槽骨吸收，牙周病更形惡化。根據大規模的調查，人工透析後最常見的問題有味覺障礙 67%、乾口症 49% 及牙周異常 30%。此外，拔牙時需特別注意的是容易流血及感染的問題。

另外，在腎移植患者因為使用藥物（Cyclosporine 主要用於預防器官排斥，Nifedipin 降血壓及預防心絞痛的藥物），引起藥物性牙齦增殖及牙周病的進行。在腎功能衰竭（主要是洗腎病人），有必要進行專門的口腔照顧與牙周病治療。

6-10 牙周病與遺傳

目前的研究顯示牙周病受到遺傳的影響。也就是說你的基因顯然有潛力使你容易罹患牙周病。

早發快速型牙周炎的表現是患者某些特定的牙齒有快速的骨喪失。經

過數年的研究，牙周病主要發生於家族間而且能夠世代追蹤。異常的基因
至 1980 年代才被分離出來。最近，應用更先進的 DNA 技術描述成人型
牙周炎的易受感染性。在日本，已經發展出商業性的遺傳基因易感染性檢
查。 如果患者家族間的成員多數有牙周問題，陽性結果常常影響治療的
方式。

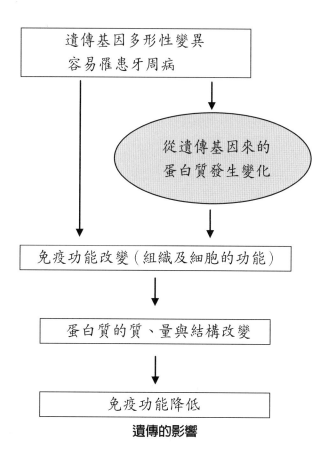

遺傳的影響

6-11 牙周病與感染

人生中，與他人接吻、親子之間的親嘴是最快樂的事。特別是小朋

友的口腔健康，大概受到父母親的影響，親子之間口與口的關係是很深刻的。

　　齲齒及牙周病是人群之間轉移性的疾病，也就是說齲齒及牙周病可能藉由親嘴而轉移。口腔中本來就有相當多的細菌，實際上每 1/1000 cc（ml）有 1 ～ 10 億個（10^8 ～ 10^9 個）以上細菌存在。

　　嬰兒出生之後，最常見的感染路徑大概是從母親來的，尤其是母親與嬰兒之間，長時間的親密接觸。餵食嬰兒時，共用筷子及湯匙。另外，夫婦及戀人之間，接吻的機會多，也有同樣的結果。

　　所幸牙周病細菌的感染力不強，身體有抵抗力，不易感染牙周病細菌。反之，若有疾病或壓力、睡眠不足而引起抵抗力降低的話，則有感染的可能性增加。

6-12 口腔足以反應全身的健康

　　1996 年《科學美國人》（Scientific American）刊出「口腔與全身健康」的文章，明確地指出口腔足以反應全身的健康（The mouth speaks for the body）。口腔的健康管理不充分的話，足以帶給個人或社會全體明顯的損失。其結果是個人的傷痛、各種功能的障礙，導致生活品質（QOL: Quality of Life）的降低。世界衛生組織宣稱：在諸先進國家，口腔疾病的治療費用普遍躍居為第 4 順位的醫療支出。在日本，口腔疾病治療的病例數躍居為男性第 2 位；女性第 3 位。為了口腔疾病與全身疾病的關連性及其更進一步的研究發展，有關於口腔疾病的預防與治療，新的模式之政策制定的必要性已經成為世界各國共同的課題。

6-12-1 醫師牙醫師合作診治患者

　　通常，有嚴重的感染性疾病而求診於一般內科醫師者，除了必須的處

置之外。宜建議求診牙醫師，去除感染源。此外，日本北九州市濟生會八幡綜合醫院也開始重視內外科住院病人的口腔健康問題，首先在住院部門設置 3 個牙科治療台，並派遣常駐醫師及牙科衛生士，初期以針對全體住院病人齲齒及牙周病的感染源爲主，正式展開醫牙合作照顧患者的先驅。

專欄：牙周病與基因體醫學

上一世紀的盛事，基因組計畫（HGP, Human Genome Project）是人類爲了探索自身的奧秘所邁出的重要一步，是繼曼哈頓計劃和阿波羅登月計劃之後，人類科學史上的又一個偉大工程。基因組計劃得以實現，影響所及使牙周病的研究也站在時代的尖端。這是屬於牙周病的生化學之範疇內。

牙周病學者發現基因能夠調節介白素，在抵抗感染的過程中，使蛋白質足以刺激細胞破壞骨及軟組織。目前可經由 DNA 檢測來證實有易罹患牙周病的傾向。

目前的研究證實牙周病受到遺傳的影響。一般牙醫師常面對牙周容易破壞的患者。事實上，有許多病人反應他們的父母或子女也容易有牙周問題。基因結構有易感染牙周炎的潛能。

專欄：基因定序

牙周病細菌的基因定序解碼，未來透過基因鑑定即可以快速篩檢出罹患牙周病的菌種及其原因。其方法是先行放射線攝影，找出病變最顯著的部位，插入紙針取其牙齦溝液，然後郵寄到微生物檢查公司，經由 PCR 法找出致病的牙周病菌，提供治療的指針。約 1 ～ 2 週可穫知檢查結果。

致病菌 *P.gingivalis* 是非常有名的細菌，通常稱爲牙周病原性細菌。

從牙周病的病灶局部當然可以分離本菌，從動脈硬化症病變的斑塊也可以分離本菌。

本菌是牙周病原性細菌，同時也可以影響到全身的疾病。通常，此細菌需在恆溫及沒有氧氣的環境下成長。此外由於鐵代謝的關係形成黑色菌落，所以說本菌在培養皿中是黑色菌落。因爲本菌擁有無法進行糖類代謝的特徵，在生長過程中一定需要蛋白質及氨基酸，因而在代謝之際會產生有機酸等的惡臭，這也是牙周病患者形成特有的口臭的一個原因。（摘自東京醫科齒科大學細菌感染制御學分野）

專欄：咬合治療與骨科醫學的關連性

咬合疾病是典型的牙科病變而症狀表現於全身的疾病。

一般人常有「頭痛、頭重感、食慾不振、全身倦怠」等不定愁訴症（即不知道自己到底是哪裡不舒服）、「自律神經失調症」、「凝肩（肩頸肌肉緊繃）、腰痛、關節痛」等根本的原因大致不知，仔細查可能是牙齒咬合的影響。但是，通常有上述的問題輾轉求診內科或骨科，也找不出問題的癥結出自於咬合。

主要是咬合學屬於牙科的專門領域，一般醫師可能沒有修過咬合學，當然就忽略掉由於咬合引起的各種疾病。然而，多數的人常常因爲嚴重的凝肩、腰痛而赴骨科或接骨院求診，或是因爲激烈頭痛而赴內科求診。只有長期間求診，也持續服藥，一般人的想法只是單純的痛之問題而已，始終得不到眞正的解決（斷根療法）。若是長期因頭痛、凝肩、腰痛等問題而煩惱的話，也許問題的癥結就出在「牙齒的咬合」。及早求診牙科作咬合的診斷及治療，不失爲一個好方法。

專欄：漫談口腔放射線學

　　一般人以為口腔放射線學只看根尖片，沒有什麼大不了的事。其實不然。口腔放射線學的範圍包括超音波、傳統放射線（根尖片、環口片）、電腦斷層、核磁共振等等。大阪大學齒科放射線學名譽教授渕端孟說：「沒有放射線學就不算是醫學！」

　　在大學醫院的體系，放射線學科通常包括放射線診斷學及放射線腫瘤學兩大截然不同的體系。放射線診斷學已經改名為影像醫學科。在大學醫院，口腔病理與口腔放射線可以是口腔診斷科兩條平行線，利用的頻率相當高，每天口腔放射線學科的攝影室總是人滿為患。有不少學校是以超音波檢查開始。

　　隨著放射線儀器不斷的進步，放射線儀器的購置也是巨額的投資。電腦斷層掃描（CT）（通常稱為 3D 立體攝影）、核磁共振儀（MR1）已經被普遍的設置。牙科與醫科一樣需要同樣的裝備。電腦斷層掃描的發展有牙醫學專用的設備，取其視野比較小，影像比較清晰。國內幾乎缺乏此科，只有高雄醫學大學因為有教授曾在美國專攻口腔病理與放射線學科，自 1979 年起，成為國內唯一設有此科的大學醫院。

　　筆者曾研究東南亞諸國如泰國、印尼，口腔放射線學科均是單獨成科，而且專任的醫師也不少。日本的例子，大都由熟悉口腔放射線學科發展的將來性來勸誘而進入此門，如今教授職位大致是傳到第三代了。

　　口腔放射線學科醫師的專長又是什麼？簡單地說癌症 (可以清楚地看到淋巴結)、骨質疏鬆症、鼻竇發炎及顳顎關節等的影像診斷以及吞嚥障礙的特殊檢查。口腔放射線學科醫師必須確實地描繪影像，可以建議口腔外科醫師處置的方向。在日本，口腔癌的放射線治療也是口腔放射線學科醫師的重責大任之一。

　　國內常見的弊病，鉅額購入的放射線儀器，常常配合廠商的廣告，增

加診斷的功力，殊不知諸鄰國已經把牙科放射線學科醫師列入爲專科醫師之一種。牙科放射線學乃結合解剖學與病理學而產生的學問。有固定的訓練標準及訓練期限。在美國也是只有少數幾家學校設有牙科放射線學碩士班。在國內通常是部訂的口腔病理專科醫師附帶的業務範圍，與單獨成爲專科醫師有很大的差別。

放射線特有的基礎科目包括放射線物理學、放射線化學及放射線生物學等。

日本的齒科放射線學會雜誌，英文誌每年發行兩回。已經成功地推上國際期刊的行列。

第七章　再生醫學

臺灣最有名的故事之一，馬偕博士（1844 ～ 1901, Reverend George Leslie Mackay）幫臺灣人拔牙達 2 萬 1 千顆以上。據推測大致是因為齲齒或牙周病而拔牙，一併考慮當時一般人的平均壽命約 35 ～ 40 歲之間，而且可能缺乏適當的麻醉藥劑，所以當時牙科治療可謂困難重重，只有拔牙一途。現代則有牙周病學，力圖保留牙齒。更進一步則有再生醫學的出現，再造新的組織。

7-1 再生醫學的概念

再生醫學，簡單地說就是修補因牙周病而喪失的組織，包括骨、牙齦甚至是牙周膜。其中尤其是研究牙周膜的再生，已經是屬於尖端科技，曾經是 2013 年諾貝爾獎的熱門候選者之一（日本東京女子醫科大學岡野光夫副校長）。

可見先進的牙周病治療是走在時代的尖端，絕對不是只有半年刮一次牙結石而已。再生醫療的前提是所有牙周疾病獲得完整處理，由此獲得身體、心理的健康以及社會的安適。

再生醫學包括生醫材料學、細胞生物學、醫學工程學等學科。

7-2 牙周再生手術

牙周再生手術的理念：不僅只是除去局部的原因，也一併修整齒槽骨與牙齦的外形，再建被破壞的牙周組織及調和關係。

牙周外科手術的目的：

1. 在牙結石刮除術與根面整平術 SC/RP 時，手術器具容易到達。

2. 除去牙周囊袋或改善牙齦形態。

3. 修正牙周組織（包括牙齦與齒槽骨）的形態，使刷牙變成容易的事。

4. 試圖使被破壞的牙周組織再生等。

7-3 牙周手術細膩繁雜

國人成年人的牙周病罹患率幾達百分之百，但是鮮少見到有計劃的牙周病衛生教育（現名：健康促進）與如何清潔口腔等基本工作。雖然報章雜誌常有有關於牙科的報導，既沒有連貫性反而是斷章取義、商業性的廣告居多。

現在牙科醫療現場的環境日趨嚴苛，在少子化，高齡化，全球化社會變化的背景之下，高昂的醫療儀器不斷地推陳出新，只不過是少數幾樣設備，要達成千萬台幣投資可以說是輕而易舉的事情。國內雖然有牙科全民健保，但僅能提供最基本的檢查與治療而已，由於財源的問題，絕大多數治療是健保無法給付的高額費用，必須由被保險人自費負擔。而且有關於預防的費用從來未列入健保給付範圍，雖然健保有提出「牙周病整合治療計劃」，但利用率偏低。除非到大學醫院求診，否則治療牙周病大部分還是自費項目居多，因為健保局支付的項目真的不多，加上健保給付的費用不高，有的牙周手術很繁雜，健保支付的項目都是些基本項目，所以大部分的牙醫師都是以自費項目來治療患者，治療的費用會因為每個牙周病患者的情形不同而也有不同的收費。

7-4 再生醫學應用於牙周病治療

　　美國國家衛生研究院（NIH）對於組織工程與再生醫學的定義：利用健康的細胞來修復、重組及取代受損細胞功能或組織，讓受傷的細胞或組織重新恢復功能。由於涵蓋範圍甚廣，需整合生醫材料、細胞生物學、醫學工程等跨領域技術。

　　實際的應用：

1. 患者本人沒有重大疾病，非孕婦，非重度吸菸者。

2. 患者接受血液檢查，確定本人沒有任何感染病者。

3. 能夠客觀評價細胞膜的有效性，必須配合作術前的評估以及術後的追蹤調查，前後爲期 7 個半月

4. 需要患者本人拔掉的牙齒（附著於牙齒的牙周膜細胞）。能使牙周膜細胞再生的「細胞膜組織工程」（Cell Sheet-Based Tissue Engineering），需要培養一個月。

　　細胞膜組織工程是最先端的再生科技，2013 年諾貝爾獎呼聲最高的候選者之一（東京女子醫科大學・早稻田大學聯合尖端生命醫科學研究教育設施）。

1960 年代	骨移植
1970 年代	牙根生物處理法
1980 年代	誘導組織再生療法
1990 年代	牙釉基質蛋白質衍生物
2010 年代	細胞膜組織工程學

7-5 牙周再生療法的演進

自 1960 年代開始有骨移植，骨移植材的標準必須擁有骨形成能骨誘導能與骨傳導能等 3 個能力俱全，稱爲骨移植材的標準。自家骨的主要採取部位是、骨形成能（本身有造骨能力）、骨誘導能（誘導附近細胞變成骨細胞）、骨傳導能（使骨芽細胞能夠長過來）。

1970 年代有以遺傳學或藥物的方法處理牙根。

1980 年代有誘導組織再生療法（GTR）阻擋牙齦上皮細胞的成長，使齒槽骨、牙周軔帶得以卡位。

1990 年代有 Emdogain® 是最近被介紹的產品。由豬發育中的牙胚，抽取其蛋白質，這些蛋白質在所有哺乳動物均類似，所以沒有異物排斥反應。市面上 Emdogain® 內含牙釉基質衍生物，其載體爲 propylene glycol alginate，每毫升 6% propylene glycol alginate 含 30 毫克牙釉基質衍生物，pH 值 5.5，Emdogain 在低溫及低 pH 值下呈較黏稠狀，當其放置於口腔中溫度上升且被組織液中和後，牙釉基質衍生物便被釋放出來，刺激鄰近細胞產生新的骨頭、牙骨質及牙周軔帶。

2010 年代有 Cell sheet-based tissue engineering，簡單而言就是牙周膜再生。酪氨酸受體激脢訊息傳遞相關的各種分子，例如 scaffold protein，

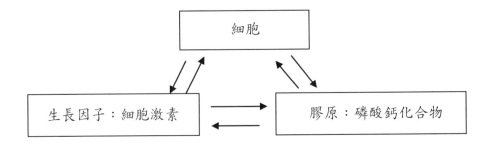

　　GTR 誘導組織再生療法。比較輕微的牙周病，只要保持牙齒與牙齒周圍的清潔，持續治療也能夠治癒。然而，炎症逐漸往牙齦深部進行，引起嚴重的牙周組織之破壞，爲了恢復失掉的牙周組織必須施以牙周外科手術，有稱爲誘導組織再生療法，近年來的發展神速。牙周病專科醫師的治療目標也有劃時代的改變。

　　現代牙周病治療的領域（包括植牙手術）及牙周組織再生療法，必須要有扎實的基礎醫學以及臨床訓練，否則很容易出差錯！

第八章　健康促進

> 健康促進無疑是本書試圖強調的重點。尤其是針對牙周病預防及治療，凸顯出其重要性。此外就是以兒童牙科為首的諸臨床科。

　　報載，臺北市政府推出「以公費支出，填補臺北市籍國民小學一年級新生四顆大臼齒」的方案，這個健康議題總算被官方重視（希望是沒有任何選票的考量）。但比起近年來，國際間競相重視「兒童牙科」這一臨床科，乃至於變成所謂的熱門科。甚至在日本被列為少數可以寫在市招上的專門科別。日本的定義：凡 18 歲以下的學童之牙科問題，均屬於兒童牙科的範圍，因此兒童牙科也算是大科。我們的腳步應該如何調整？

　　首先，在進入國民小學以前可以進行的牙科照顧就有好幾個階段，包括母親懷孕期、嬰兒期、學步期、托兒所期、幼稚園兒期等五個時期，（換句話說嬰幼兒在 1 歲 6 個月及 3 歲應該強制各接受一次牙科診斷及治療。），哺乳期，餵食牛乳或糖漿更容易造成猛暴性多數牙齒的齲齒。

　　而且每個時期之內，有關於諸期之兒童的認知、情緒、社會角色均有不同，所以牙科處置也應該有極大的彈性。而國內竟然是絕大部分空白，以至於到 6 歲時才開始接受牙科的照顧，也形成兒童健康上極大的漏洞。解決這個問題，必先設立政策、加強健診與適當的健康教育並且要時常檢討改進！此工作需要長遠的規劃，並非一蹴可及的工程！

　　理論上，小兒牙科醫療與小兒科醫療照顧相同的病患，為什麼小兒科可以獨立成一個臨床專科？甚至各國以成立兒童醫院，作為衡量醫療服務的指標。而牙科醫療竟然以「牙醫」一詞，概括一切醫療。殊不知牙醫也可以有 10 個或 10 個以上的專門科。術業有專攻，於焉顯現。

8-1 健康促進

健康促進的意思是還沒有出現病痛時，就想辦法減少日後疾病發生率，並減少醫療支出。它是指促使人們改善健康狀態的過程。所謂健康促進，首見於 1986 年在加拿大渥太華召開的第一屆國際健康促進大會上通過了渥太華宣言，其中包括健康促進的基本原則。

- 創造先決條件
- 倡議
- 斡旋
- 創造有利環境
- 強化社區行動
- 發展個人技能
- 重新調整衛生服務

健康促進的目標在達到生理、心理、情緒、心靈以及社會群己良好關係之全方位健康。健康促進常被應用於社區、學校、醫院、職場等地方。應用於口腔健康與牙周病防治。大致遵照基本原則，而作極有彈性的調整。以下只是舉例而已，讀者諸君當有更高明的企劃案。

健康促進的基本原則之例

1. 制定健康的公共政策：政策乃基於提供公平、公正的服務，為了維持健康的環境，統一大家的意見所進行綜合性的活動。

2. 創造支援健康的環境：由支援健康創造更好的、有利於健康促進之環境。

3. 強化地區活動：地區的現狀分析、建立計劃、進行活動，強調多數人參加的重要性。

4. 個人技術的發展：控制口腔疾病以改善口腔衛生，強化個人的能力。

5. 改變健康服務的方向：培養全方位的牙科醫療及口腔健康促進，現行醫療體制的構造改革。

8-2 衛生政策與管理

衛生政策相當重要，先有明確的目標，透過繁雜的政策分析，再擬定達成目標所需的步驟與方法，然後要有適當的管理以確保實施衛生政策的品質。

8-3 健康行為與健康教育

8-3-1 一般疾病健康教育

為了預防生活習慣病的日常生活上之知識、健康促進的方法、飲食生活的事以及其他有關於健康的必要事項。健康教育的內容、由有知識經驗的醫師（包括牙醫師）、藥師、護理師、營養師、牙科衛生師（國內已有口腔衛生學系學士班）等擔任講師、在衛生所、里辦公處等展開多重而綿密的健康教育或檢查。這是目前國內最缺乏的基本工作。

牙科疾病健康教育

包含疾病的預防、治療、口腔清潔、義齒的功能及其管理等正確的訊息。健康促進事業包括下列諸項目：

1. 給予健康手冊
2. 健康教育
3. 健康諮商
4. 機能訓練
5. 訪問指導

具體而言，要執行：

1. 激勵（患者教育與覺悟）

2. 技術指導

兩者都是成功的必要條件，如果缺乏任一條件，則無法期待持續的效果。爲了達到此一目標，基本工作包括：

1. 知識：有關於牙周疾病及其原因的相關知識

2. 技術：對患者最適當的潔牙方法之指導

3. 動機：努力實踐的覺悟與欲望

8-3-2 牙周病健康教育

臨床心理學家基於各種心理治療的模式，而發展出來的跨理論改變模式（Transtheoretical Change Model, TTM）。

階段	行爲人之角色	健康教師之角色
無意圖期 (Pre-contemplation) (Not Ready)	無行爲改變的念頭	增加其知識及認知
意圖期 (Contemplation) (Getting Ready)	考慮行爲改變之利弊	鼓勵及協談
準備期 (Preparation) (Ready)	確立改變之計劃	協助
行動期 (Action)	開始實際改變行爲	確立目標
維持期 (Maintenance）	主動持久的行爲改變	回饋、監測及獎勵

8-3-3 激勵（Motivation）

激勵成功的要素。動機是行爲科學的主流，正急速發展中：

1. 基本上設身處地爲患者著想（初診時必要的應急處置）

2. 患者對醫師的信任（特別是新病患）

3. 了解疾病的說明（特別是原因的說明）

4. 牙齒的價值觀與危機感（不潔／牙齒喪失／義齒）

5. 自我控制的自覺（自己維護自己的健康）

6. 對治癒的希望

7. 適時誇獎患者的努力

8-3-4 患者教育必要的事項

1. 支持牙齒的組織之形態與功能

2. 牙齦炎症及其危險性（也包括症狀不明顯者）

3. 波及牙齦炎的周圍與齒槽骨喪失的危險性

4. 牙周疾病放置不顧所產生的損失

5. 牙周疾病的最大原因

6. 口腔內環境的汙染

7. 自我控制的重要性

8. 放置而導致失敗的損失

9. 對將來的希望及期待

8-3-5 醫病關係

　　良好的醫病關係（rapport，法語），建立於患者對術者的「信賴感」之上，破壞醫病關係的因素之例：

1. 候診室或治療室不潔

2. 不適當的服裝及言語舉止

3. 對新的患者省略適當的招呼

4. 與病患初對面時，避免患者成臥姿狀

5. 與病患談話時，不宜戴上口罩

6. 沒有仔細聽主訴

7. 省略疾病的說明

8. 不能給予希望或期待

國內的情況，一向缺乏有系統的衛生教育，報章雜誌常見偶發式的論述或報導，民眾若缺乏基本知識，很容易受到誤導。建議尋找熟識的家庭醫師提供意見，比較適當。

8-4 公共衛生的方法：PRECEDE-PROCEED 模式

以預防牙周病爲目標的成人牙科保健事業，必須以公共衛生的方法有計畫、有步驟地進行。比較常用的方法是採舊金山加州大學教授Lawrence W. Green博士所擬定的模式，也就是PRECEDE-PROCEED模式。

實施本模式的先決條件是以社區爲基礎的公共衛生之實踐。首先，根據問卷調查的結果：自覺有牙周病的人之比率，伴隨年齡增加。爲了解決像這樣生活品質（QOL, Quality of Life）的問題，有必要規劃保健事業。社區民眾也加入其中的活動，在活動中作成健康教育方案，決定評估的指標。

日本某農村地方 改善牙周健康的具體作法

1. 規律的牙科健診。

2. 教導使用牙線、牙間刷。

3. 檢討、考核相當重要。

觀摩一項在日本廣島縣偏遠農村做所作的研究，以 30 ～ 40 歲的女性，「正在使用牙間刷的比率增加」、「正在接受定期健診的比率增加」爲兩個最優先的方案與目標值（分別爲 30% 及 50%）。

　　根據行爲及環境的評估，「規律的牙科健診」與「使用牙線」爲行動目標。

　　根據教育與生態學的評估，有 3 個因素影響：

既存因素（Predisposing factor）：知道規律的牙科健診與使用牙線可以預防牙周病。

加強因素（Reinforcing factor）：對於牙醫診所提供的牙結石刮除術感到滿意與使用牙線感到清爽。

實踐因素（Enabling factor）：知道在牙醫診所如何教導使用牙線。

　　根據行政與政策的評估，肯定足以預防牙周病之健康教育。

　　在牙醫診所接受潔牙指導的滿意度增加（強化因子）、使用牙間刷的比率增加（實踐因子）、接受定期健診的比率增加（影響評估）、刷牙時流血的比率減少（結果評價）。

　　PRECEDE 包括社會診斷，流行病學診斷，行動環境診斷，教育組織診斷與運營，政策診斷。PROCEED 包括執行，過程評估，影響評估，結果評估。

　　PRECEDE-PROCEED 模式，包括九個階段：

第一階段：社會診斷

　　把握社區居民生活的形態對口腔保健有什麼困難？

第二階段：流行病學診斷

　　把握牙周疾病的盛行率與治療率。

第三階段：行動環境診斷

　　社區居民刷牙的情形如何？自來水供應等公共建設的完備性如何？

第四階段：教育組織診斷

- 準備因子：把握爲了行動，本人事先具有的知識、態度、信念、價值觀等等。

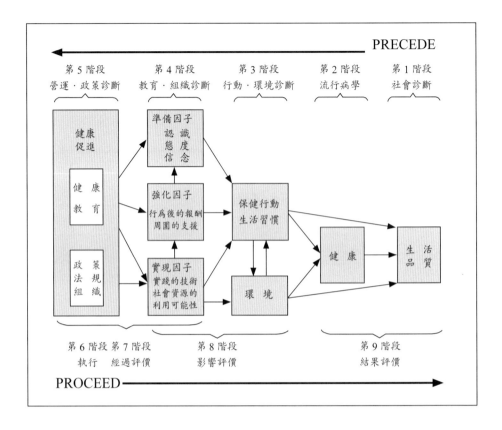

- 強化因子：把握爲了持續行動而必要作的事情，例如滿足感、感受、
  周圍人的了解與合作。
- 實現因子：把握爲了引起行動而必須作的事情，例如健康問題的有關
  法律，身邊的設備。

第五階段：營運，政策診斷

　　進行「健康教育」時，所應用的教育方法、策略、資源，例如家長會
的組織？傳播的內容？專家又是誰？

　　政策，法規　例如現行政策，法規有沒有礙手礙腳的地方？有沒有學
校牙醫師的編制？如何循序漸進？

第六階段：執行

從第一階段到第五階段爲止只談到診斷而已，在此階段建立健康政策的優先順序？

以「實現性」「效果」爲軸，找出重要且容易變動的項目，作爲優先課題。

第七階段：過程評價

計劃進行狀況、宣傳活動狀況、最終目標與行動目標之實現可能性及具體性。

第八階段：影響評價

評價健康教育實施及環境整備的結果引起準備、強化、實現要因的變化以及保健行動的變化。

第九階段：結果評價

檢討計劃之前的健康狀態及與生活品質有關的指標、滿意度、罹患率。

決定優先順序之例

効果

實現性	最優先 漱口 塗氟 優先順序：1	政治目的以外，優先度小 含氟牙膏 優先順序：3
	優先度大 重視評價 填塞劑 自來水加氟 優先順序：2	範圍以外 優先順序 無糖口香糖 牙菌斑控制 優先順序：4

8-5 回顧與前瞻

　　臺灣的牙醫學教育遲至 1950 年代才開始發展，殖民的「流亡政權」苟且偷安，納稅人的健康始終不成議題。臺大牙醫學系的設立，始終被忽略被搪塞，到最後還是在混亂中成立。比起日本大阪大學齒學部於 1951 年成立，由口腔生理學之父河村洋二郎教授（腦神經外科背景）主導其事。1953 年為著第一屆學生實習，更由醫學部醫院的齒科口腔外科昇格為齒學部醫院。我們豈僅是瞠乎其後而已？1970 年（50 年前）臺灣牙醫界之狀況，只有少數的牙醫學系，系主任更替頻繁，而且畢業生更少。

　　當年的「政府」及「政黨」對於完全未受過訓練者，還想網開一面，以維護社會的安定為目的，讓他們合法化。此舉給正科班畢業生相當大的震撼，非努力避免此一劣勢不可！此外，教育部及民眾對醫學與牙醫學的差別並沒有深入瞭解，隨便核准醫學教育開辦。日本諸私立牙科大學兢兢業業辦學，可是完全找不到牙醫學校辦理醫學教育的惡例！

　　回想 40 年前剛退伍之際，由學長醫師大力支援，在其勞保診所供職，竟然發現勞保只不過是個幌子，對患者對醫師都不尊重，連最基本的治療都需要複診多次，患者舟車勞頓浪費時間，只為區區幾十元的治療？一般民眾對牙科的認識不足，齲齒及牙周病的罹患率居高不下，一般民眾有意無意地忽略對自己健康的認知，

　　有同學開始思索旅居國外，也有同屆同學開始投入公共事務，起而力行。從呼籲口腔衛生的重要性開始，創造學童潔牙比賽，爾後推行到全國。昔日的努力不只使學童受益終身，對牙醫師形象的提升也有助益。當然口腔衛生的推廣絕對還是恆久的事業。

　　當然，正科班畢業生自尋生路，往國外發展。最常見的是到日本，因為日本只接受外國之六年制牙醫學系畢業生報考他們的醫師執照。日本自明治維新開始，多少獲得洋人的助力，無論是農業、宗教、教育等各領域

皆有龐大的貢獻及影響，因此目前各級政府（小至市村町役場，即「鄉鎮市公所」）都設有外國人課，專門辦理外國人事務。

直至前不久，日本厚生省還企圖以較好的生活水準爲由，勸誘留日的外國醫生能夠考日本執照（歡迎有專業證照者入籍，是舉世通例。），留在日本，照顧其偏鄉的國民。

當年，根本談不上發展。再加上殖民「政黨」完全無力解決牙科醫療問題，簡直是雪上加霜。至 1970 年代，筆者考大學時，正科牙醫學系畢業生每年僅維持在 40～50 人左右。其中不少前輩東渡日本，接受正規的訓練或研究所教育。

1970 年代，日本新一代的私立牙科大學如雨後春筍似的成立。最令筆者驚訝的是竟然有棄醫科而就牙科的同級生（1970 年入學）。日本的醫科與牙科同樣修業 6 年，但辦學比較嚴謹。而且每一學科的實驗室實習及實習醫師實習均是確實到位。各學校完全掌控，在各自的大學醫院學習。

斯時，出國留學的年輕牙醫師才知道牙醫學教育的眞正面貌。尤其是大英國協，北歐諸國的牙醫學發展更是世界的楷模。直至目前爲止，牙醫學系的學雜費還是維持在比最低標準，還差距甚大的情況。連付給缺額教學團隊的薪資，都難以滿足。國立學校尚且有如此窘況！其他夫復何求？

牙醫學的直接目的是要照顧全民健康的。先進國家之牙醫學服務量往往都是各臨床科之首。一個負責任的政府應該有天下父母心的胸襟，責成科技部、衛生福利部、教育部（產官學）以全民健康爲前提，努力發展牙醫學。各科平均發展相當重要。尤其是基礎牙醫學與牙科公共衛生學的設置，更是當務之急。建立永續發展的制度，刻不容緩。

牙醫師的再教育也必須釐清。日本的牙醫學教育逐漸轉型爲以研究所教育爲主體。研究所是培養專家的場所，從業牙醫師都是某一學科的專

家，服務品質無形中提昇。希望整體牙醫界的而非個別的態度、知識、技術都能夠提昇。提供高品質的牙醫服務。則臺灣國民幸甚！天佑臺灣！

附 錄　日本地區牙科保健活動

在地區的牙醫師公會，作為 8020 運動的一環、獲得牙科衛生師、保健師等的合作，得以進行下列的各種活動。

1. 1 歲 6 個月兒、3 歲兒牙科健診、預防活動。

2. 在托兒所、幼稚園、學校的牙科健診。

3. 在工作場所、地區的牙科健診。

4. 例假日牙科急診。

5. 身心障礙者的牙科保健活動。

6. 在自宅長期臥床、高齡者訪問牙科保健活動。

7. 牙科保健教育、諮商事業。

＊健診的定義：只作診斷而不作任何治療。在日本，牙醫師（齒科醫師）是名稱獨占、業務獨占的專門職業人員。只有牙醫師才能夠診治口腔疾病。

跋

　　寫這本《牙周病照護》的靈感，來自 2008 年赴日本東京與日本齒科大學牙周病學名譽教授鴨井久一先生接洽譯書《牙周疾病預防醫學》事宜，鴨井先生樂於傳播他們研究牙周病的成果，爾後承蒙合記書局的鼎力支持，方得以付梓。當時，鴨井先生剛好有兩本牙周病衛生教育的書籍，據他本人說明相當有賣點，出版一週即銷售一空。遂有何不試寫一本類似的衛教手冊？以嘉惠國人的構想。

　　此書本來約定 2011 年暑假交稿，其中雜事一堆，竟然不知不覺地拖了 3 年，幸虧五南書局的副總編王俐文小姐，極力容忍，方得以繼續撰寫此書。書到用時方恨少，唯有持續地吸取更新的資訊，方足以隨時保持最新知見。無疑地，適當的衛生政策與健康教育及健康行為才是牙周病防治的核心問題。

　　在牙周病學成為顯學而蓬勃發展的現代，光是與牙周病學有關的雜誌全世界每月出版的期刊有 10 種以上，而且各雜誌都是各領風騷美不勝收。這些還是以英文誌為主，此外日本齒周病學會雜誌也有相當的分量。國內牙周病學的教學、服務與研究畢竟比諸先進國家較晚發展。牙周病學不但地方色彩相當濃厚，譬如體質人類學、社會文化學等等的差異深深影響著牙周病的診斷、治療及預防，而且有不少是涉及醫學及公共衛生學的領域，這樣有魅力的學科深深吸引筆者投入其中，樂此不疲。同樣地也希望能夠激起讀者諸君尋寶的樂趣，那當是筆者望外之喜。

　　欣聞，「牙醫政司」呼之欲出；這年頭讀牙醫學系是最佳選擇，這理念在 1970 年代的日本就已經落實。在社會急速變化的時代，牙科醫療的必要性已經迅速竄升。唯臺灣的牙醫學教育、醫療制度與基礎牙醫學研

究，尚待努力的地方仍然不少。如何大幅度增加各大學醫院牙醫師地名額？使牙醫師與醫師的人員達到一比二的程度。牙醫學方得以健全地發展，牙醫診療的細緻度方可能有效地提高。謹收集個人比較擅長的病理學、牙周病學加上公共衛生學的思維，略盡棉薄之力。國民的口腔健康是文明國家的指標之一，期盼國內民眾的對口腔健康的認知以及口腔健康能夠確實地逐步改善。

📖 主要參考資料

參考書籍

1. 鴨井久一・花田信弘・佐藤勉・野村義明編プリベンティブ　ペリオドントロジー，医歯薬，2007，東京。

　（台譯本：賴志毅譯，牙周疾病預防醫學，合記，2011，台北）

2. 鴨井久一・沼部幸博著，新・命をねらう歯周病，歯周病が全身疾患を引き起こす！砂書房，2007，東京。

3. 鴨井久一編著，沼部幸博著，新・歯周病をなおそう，砂書房，2008，東京。

4. 鴨井久一，お口の健康　ア・ラ・カルト，医歯薬，2011，東京。

5. Rose, Mealey, Genco, Cohen　Periodontal Medicine B. C. Decker, 2000, Ontario.

6. 医学のあゆみ 232 巻 3 号，歯周医学（Periodontal Medicine）－歯周病と全身疾患，医歯薬，2010，東京。

7. からだの健康は歯と歯ぐきから～歯周病対策で健康力，8020 推進財団。

8. 歯とお口の健康小冊子，8020 財団，http://www.8020zaidan.or.jp/magazine。

9. 歯周病予防からのヘルスプロモーション - Braun，www.braun.co.jp/oral_health/oral_health.pdf。

10. 李蘭、晏涵文、陳富莉等著：健康行為與健康教育，巨流，2010，台北。

11. 歯周病学の視点からみた国民の健康増進，日本歯周病学会 50 周年，医歯薬，2008，東京。

12. 口腔保健推進ハンドブック　～科学的根拠に基づいた口腔ヘルスケア，埼玉県，埼玉県歯科医師会，2003。

與牙周病學有關的期刊

1. 牙周病學期刊 *Journal of Periodontology*

2. 牙周病學年刊 *Annals of Periodontology*

3. 臨床牙周病學期刊 *Journal of Clinical Periodontology*

4. 牙周病學研究期刊 *Journal of Periodontal Research*

5. 牙周病學 2000 期刊 *Periodontology 2000*

6. 牙周治療學與修復學期刊 *International Journal of Periodontics and Restorative Dentistry*

7. 分子口腔微生物學期刊 *Molecular Oral Microbiology*

   原刊名：口腔微生物學與免疫學期刊（*Former: Oral Microbiology & Immunology*）

8. 口腔微生物學期刊 *Journal of Oral Microbiology*

9. 口腔病理學與內科學期刊 *Journal of Oral Pathology & Medicine*

10. 口腔生物學檔案 *Archives of Oral Biology*

11. 牙醫學研究期刊 *Journal of Dental Research*

12. 細胞激素 *Cytokine*

13. 日本歯周病学会雑誌

14. 歯の学校（一年兩次、候診室衛生教育讀本）日本歯科医師会

15. 広島大学歯学部歯科補綴学第一講座，教室の歩み（2001 ～ 2015）每年一冊

國家圖書館出版品預行編目資料

牙周病照護／賴志毅著. -- 三版. -- 臺北
市：五南圖書出版股份有限公司, 2023.11
　　面；　公分
　ISBN 978-626-366-617-7（平裝）

1.CST: 牙周病

416.946　　　　　　　　112015417

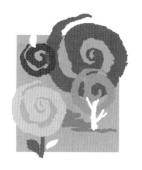

5J61

牙周病照護

作　　　者 ― 賴志毅（394.4）

發 行 人 ― 楊榮川

總 經 理 ― 楊士清

總 編 輯 ― 楊秀麗

副總編輯 ― 王俐文

責任編輯 ― 金明芬

封面設計 ― 曾黑爾、姚孝慈

出 版 者 ― 五南圖書出版股份有限公司

地　　　址：106台北市大安區和平東路二段339號4樓

電　　　話：(02)2705-5066　　傳　　真：(02)2706-6100

網　　　址：https://www.wunan.com.tw

電子郵件：wunan@wunan.com.tw

劃撥帳號：01068953

戶　　　名：五南圖書出版股份有限公司

法律顧問　林勝安律師

出版日期　2015年 4 月初版一刷
　　　　　2020年 8 月二版一刷
　　　　　2023年11月三版一刷

定　　　價　新臺幣350元

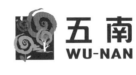

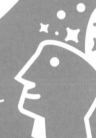

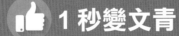

經典永恆·名著常在

五十週年的獻禮——經典名著文庫

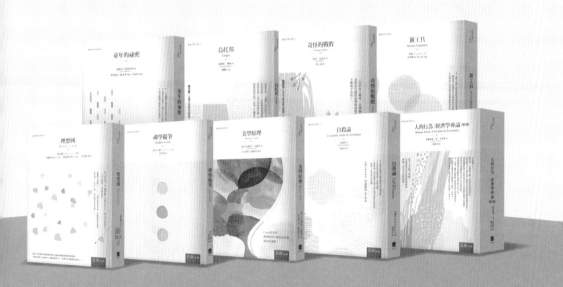

五南，五十年了，半個世紀，人生旅程的一大半，走過來了。

思索著，邁向百年的未來歷程，能為知識界、文化學術界作些什麼？

在速食文化的生態下，有什麼值得讓人雋永品味的？

歷代經典·當今名著，經過時間的洗禮，千錘百鍊，流傳至今，光芒耀人；

不僅使我們能領悟前人的智慧，同時也增深加廣我們思考的深度與視野。

我們決心投入巨資，有計畫的系統梳選，成立「經典名著文庫」，

希望收入古今中外思想性的、充滿睿智與獨見的經典、名著。

這是一項理想性的、永續性的巨大出版工程。

不在意讀者的眾寡，只考慮它的學術價值，力求完整展現先哲思想的軌跡；

為知識界開啟一片智慧之窗，營造一座百花綻放的世界文明公園，

任君遨遊、取菁吸蜜、嘉惠學子！